PATRICK BROOME

YOGA

FÜR DEN MANN

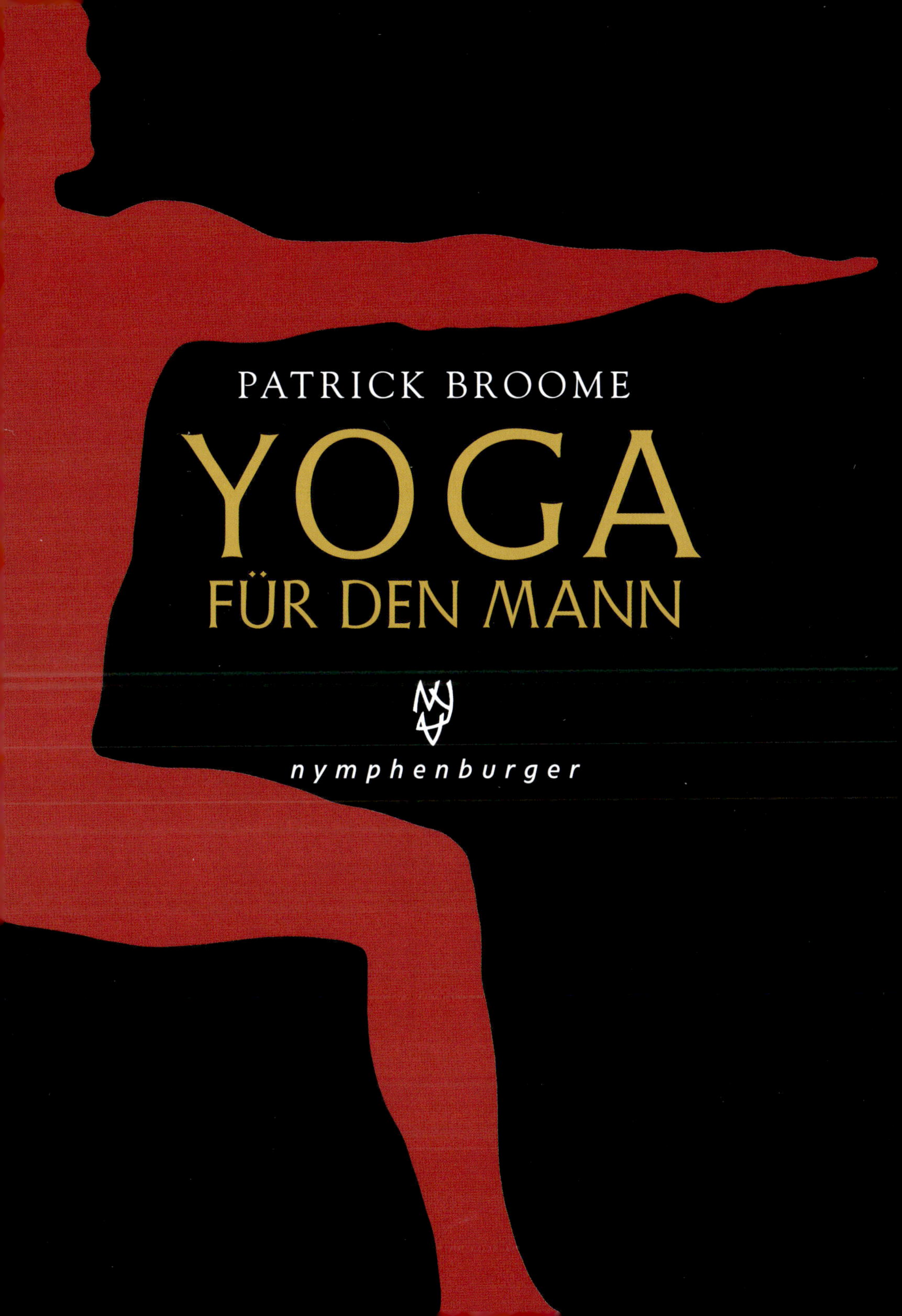

PATRICK BROOME

YOGA
FÜR DEN MANN

nymphenburger

Die in diesem Buch vorgestellten Übungen wurden vom Autor und dem Verlag sorgfältig geprüft und haben sich in der Praxis bewährt. Dennoch kann keine Garantie für das Ergebnis übernommen werden. Der Verlag und der Autor schließen jegliche Haftung für Gesundheits- sowie Personenschäden aus.

Umschlaggestaltung und Layoutentwurf: Wolfgang Heinzel
Fotos: Norbert Hellinger, München
Illustration S. 31: Atelier Sanna, München
Satz: EDV-Fotosatz Huber /Verlagsservice G. Pfeifer, Germering
Gesetzt aus: 9,5/14 pt Frutiger
Druck und Binden: Offizin Andersen Nexö, Leipzig
Printed in Germany
ISBN 978-3-485-01165-5

www.nymphenburger-verlag.de

INHALT

VORWORT

Man mag sich im ersten Moment wundern, dass ein Ex-Fußballer ein Anhänger von Yoga ist. Doch das ist kein Widerspruch und Yoga hat mir schon in vielen Momenten auf unterschiedliche Art und Weise geholfen. Mit Yoga angefangen habe ich zusammen mit meiner Frau in der ersten Zeit nach meinem Karriereende bei einem Iyengar-Lehrer in Los Angeles. Über Alexandra Leis, eine Münchner Freundin, habe ich dann Patrick kennengelernt. Ich erinnere mich noch genau an meine erste Yogastunde mit Patrick. Ich war direkt von seiner Art zu führen und seiner Auswahl und Reihenfolge der Übungen begeistert. Nach einer Stunde mit ihm hat man ein zufriedenes Glitzern in den Augen und fühlt sich einfach prächtig. Wann immer ich unterwegs oder zu Hause bin, habe ich eine DVD von Patrick dabei und mache sein Programm. Deshalb freue ich mich sehr, nun dieses Buch in meinen Händen zu halten.

Mir war schnell klar, dass wir Yoga auch für unsere Spieler einsetzen müssen. Die Verbesserung von Stabilität und Flexibilität sowie die Konzentrations- und Entspannungstätigkeit mindern nicht nur das Verletzungsrisiko der Spieler, sondern unterstützen auch ihre Regeneration.

Also stellte ich 2005 einen Kontakt zu Jürgen Klinsmann her und am Tag nach der Einweihung der Allianz-Arena am 31. Mai 2005 kamen die Spieler in den Genuss ihrer ersten Yogastunde. Die Begeisterung war zu Beginn geteilt. Mittlerweile gehört Yoga jedoch zum normalen Programm und wird von allen Spielern akzeptiert und von vielen geschätzt. Patrick war 2006 im Vorbereitungslager auf Sardinien dabei und auch während der gesamten EM 2008 hat er die Spieler nach jedem Spiel, das Trainerteam und mich fast täglich unterrichtet. Ich bin davon überzeugt, dass ich ohne die Hilfe von Patrick und Yoga die EM wesentlich stressiger erlebt hätte.

Ich hoffe, dass dieses Buch vielen Männern (und Sportlern) den Einstieg ins Yoga erleichtert. Ich zumindest werde weiterhin mit großer Begeisterung allein und so häufig wie möglich unter Anleitung von Patrick Yoga praktizieren.

Oliver Bierhoff

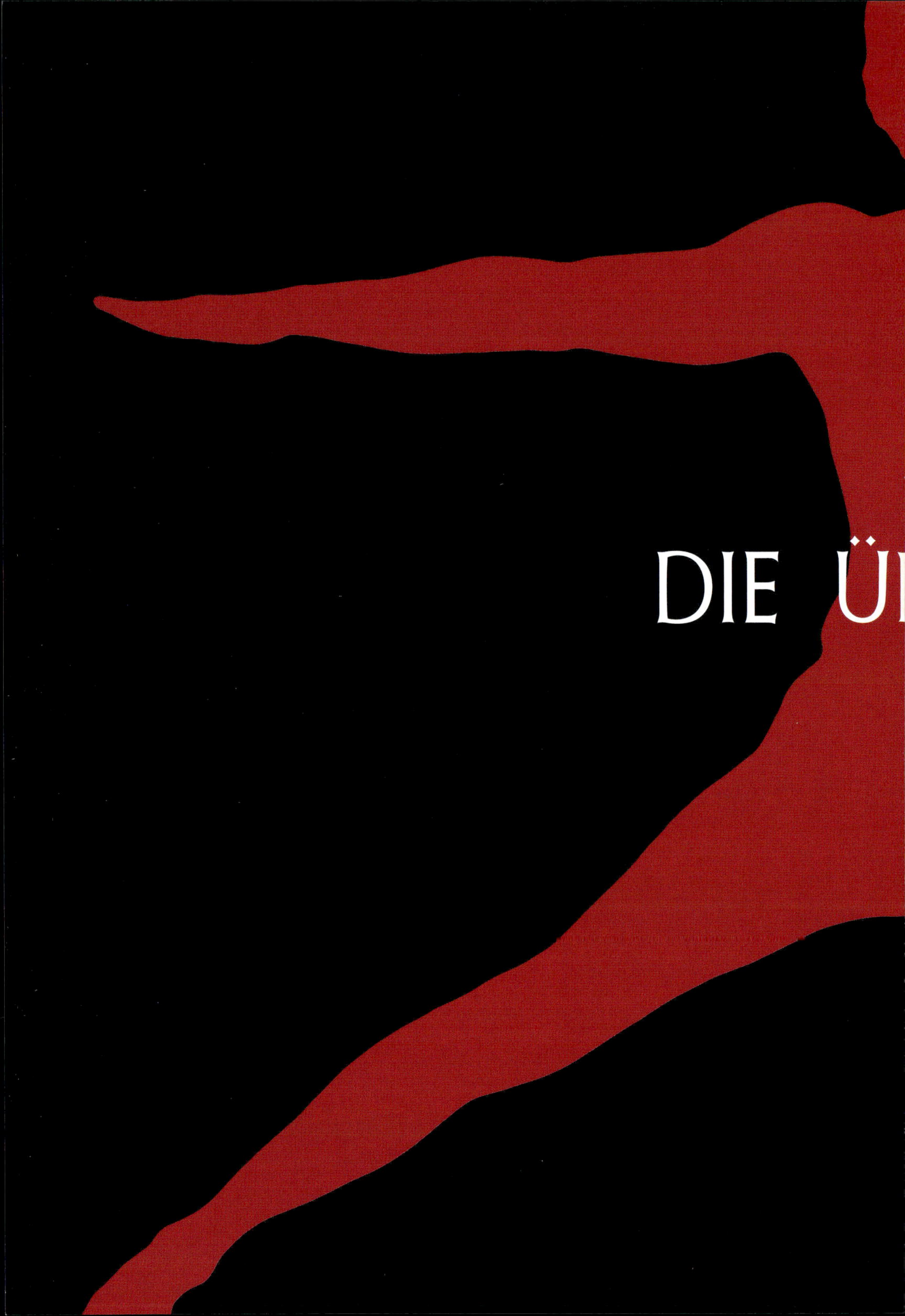
DIE Ü

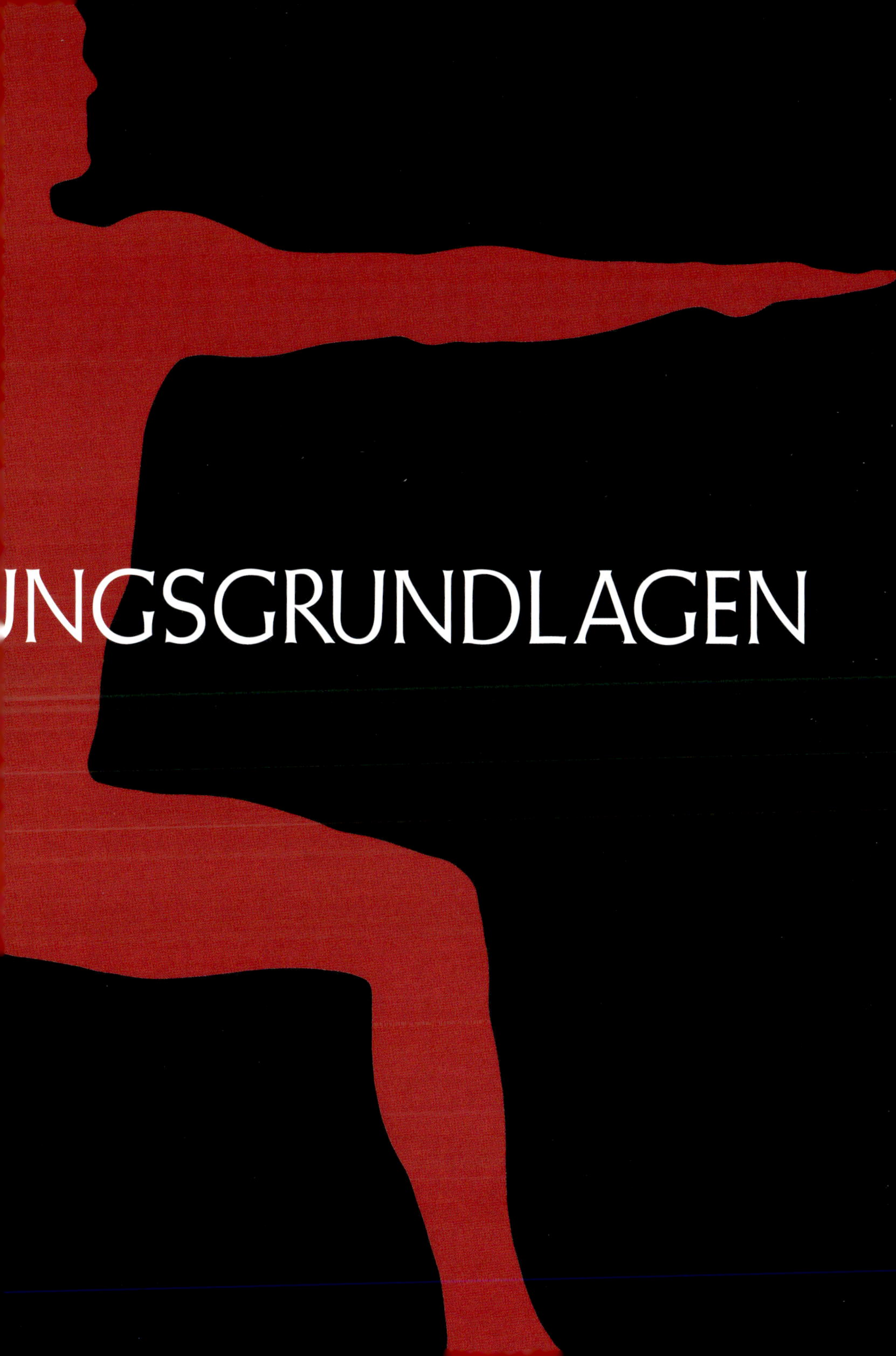

UNGSGRUNDLAGEN

EINLEITUNG

Liebe Männer,
in diesem Buch sind Yogasequenzen aus dem Jivamukti-Yoga beschrieben, die uns helfen können, unsere körperliche Verfassung zu verbessern und mentale Ausgeglichenheit zu erlangen. Die dafür investierte Zeit erhalten wir in Form von gesteigerter Leistungsfähigkeit in allen Bereichen mit Zins und Zinseszins zurück.

Die Übungen im Praxisteil des Buches helfen uns, den Körper in seiner Gesamtheit zu erden, zu mobilisieren und zu energetisieren, indem sie Standfestigkeit, gute Balance, Beweglichkeit, funktionale Kraft und natürlich eine lasergleich fokussierte Konzentration fördern. Dabei stehen die Kräftigung und Stabilisation der Beine, der Beckenregion, des Rumpfs und des Schultergürtels im Vordergrund. Die beschriebenen Körperübungen lassen sich beliebig fordernd gestalten und so anpassen, dass nahezu jeder sie durchführen kann. Hierzu werden veränderte Abläufe und/oder Hilfsmittel eingesetzt.

Im Anschluss folgen Übungen zur Regeneration: Sie helfen zu entschleunigen. Die gewählten Übungen verbinden Balance und Körperkontrolle mit Konzentrations- und Atemübungen. Gerade das mentale Training bleibt beim Männersport oft auf der Strecke. Yoga bietet einen Ausgleich und verspricht, Körper, Geist und Seele zu einem wahren Adonis zu vereinen.

Zum Schluss folgt schließlich ein Kapitel darüber, wie uns Yoga helfen kann, auch im Bett zur Bestform aufzulaufen und langfristig unseren Mann zu stehen.

Dieses Handbuch soll Anregungen geben, zu körperlicher, seelischer und geistiger Ausgeglichenheit zu finden. Dabei setzt Yoga auf mehreren Ebenen Kraft frei. Mithilfe von Bewegung, Meditation und Entspannung wird die Wahrnehmung des eigenen Körpers gefördert, physisches Wohlbefinden, Stabilität, Flexibilität, Balance und Ausdauer werden gesteigert.

Für die Übungen sind kaum Hilfsmittel und nur rund 20 Minuten Zeit nötig. Am besten beginnst du gleich heute mit den ersten Übungen!

YOGA FÜR DEN MANN

YOGA – NICHTS FÜR ECHTE KERLE?

Keine Frage: Yoga ist »in«. Schätzungsweise üben hierzulande inzwischen rund fünf Millionen Menschen Yoga. Nachdem Yoga für viele Frauen längst zu einem selbstverständlichen Teil ihres Lebens geworden ist, entdecken nun nach und nach auch die Männer die positiven Auswirkungen. Doch für uns Männer gibt es immer noch viele Hemmschwellen. Dabei wurde Yoga jahrtausendelang überwiegend von Männern an andere Männer weitergegeben. Erst in diesem Jahrhundert und durch die Verbreitung von Yoga im Westen ist es in unseren Kreisen zu einer Frauendomäne geworden.

Viele Männer belächeln Yoga, obwohl sie es nie ausprobiert haben. Und genau das ist wohl die männliche Schwachstelle: nicht unbedingt die Unbeweglichkeit, sondern die Tatsache, dass Männer besonders gern das tun, was sie gut können. Anstatt an Defiziten zu arbeiten, feilen wir lieber an unseren Talenten und klopfen uns dabei selbstzufrieden auf die Schulter. Außerdem denken die meisten Männer nach wie vor, dass Yoga etwas für Frauen und Softies sei. Doch damit sind sie auf dem Holzweg. Yoga kann nämlich verdammt anstrengend sein! Insofern ist es sicherlich höchste Zeit, sich auch mal als Mann mit Yoga auseinandersetzen.

Und tatsächlich: Immer mehr Männer entdecken Yoga für sich. Dafür finden Neulinge in Deutschland mittlerweile auch zunehmend prominente Vorbilder. So habe ich zum Beispiel die deutsche Fußball-Nationalmannschaft durch eine Europa- und eine Weltmeisterschaft begleitet. Doch auch Manager, Banker, Lehrer, Tischler, Reporter, Filmemacher, Schauspieler oder Verleger zählen zu meinem Kundenstamm.

Den Einstieg finden die meisten Männer mittlerweile im Fitnessstudio. Da kann Mann ganz unkompliziert mal eben Yoga ausprobieren und wenn es nichts ist, ist es auch nicht weit zurück zu den Hanteln oder zum Laufband. Doch interessanterweise entdecken die meisten sehr schnell, dass Yoga wider Erwarten gar nicht so langweilig ist und dass man dabei fast wie nebenbei auch wunderbar seine Muskeln trainieren und am Ende sogar herrlich entspannen kann. Denn gerade als Ergänzung zu den sonstigen sportlichen Betätigungen eignet sich Yoga ganz hervorragend. So helfen regelmäßige Yogaübungen besonders Männern, ihre athletischen und mentalen Voraussetzungen für ihren Lieblingssport zu verbessern und das Risiko von Verletzungen zu reduzieren.

DIE ANATOMIE DES MANNES

Aus anatomischer Sicht ist der männliche Körper kräftiger gebaut als der weibliche. Allerdings haben einseitige wiederkehrende Bewegungsabläufe oder falsches Training die Beweglichkeit im Schultergürtel, der Wirbelsäule und des Beckens bei vielen von uns enorm beeinträchtigt. Die Folge: muskuläre Dysbalancen. Langfristig kann das zu Beschwerden am Gelenkapparat führen. Weitere männerspezifische Probleme im Sport sind verkürzte Muskeln an der Beinrückseite, mangelhafte Erdung oder Standfestigkeit und ein überbelasteter Rücken. Gezielte Yogaübungen können dieser Entwicklung entgegenwirken und die natürliche Balance wiederherstellen. Anspannungen und Verhärtungen der Muskeln werden abgebaut, die Flexibilität wird gesteigert. Dadurch erhöhen sich die gesamte körperliche Leistungsfähigkeit und folglich auch die Ergebnisse in den jeweiligen Sportarten.

Nicht mal besonders flexibel muss Mann sein. Es ist richtig, dass Yoga die Flexibilität fördert, aber sie ist keineswegs Grundvoraussetzung, um mit Yoga zu beginnen. Im Gegenzug fordern viele der Yogahaltungen sogar große körperliche Kraft. Begibt sich der Mann also erst einmal auf die Yogamatte, so werden ihm viele der Übungen wesentlich leichter fallen als den weiblichen Kursteilnehmerinnen.

Doch Vorsicht: Viele starten oft mit der falschen Einstellung, sind zu ehrgeizig und setzen sich von Beginn an unter Leistungsdruck. Ein bekanntes Yogastudio-Phänomen: Während Frauen sich meist einen angemessenen Kurs suchen, gehen wir schon mal in den Fortgeschrittenenkurs – und scheitern an den Übungen. Jede Form des Wettbewerbsdenkens ist jedoch beim Yoga eher hinderlich: Hier kommt es eben nicht darauf an, der Beste, Erste und Schnellste zu sein. Es ist völlig falsch, uns und anderen im Yogakurs etwas beweisen zu wollen.

Im Wesentlichen geht es beim Yoga um das Ausloten der eigenen körperlichen und mentalen Grenzen sowie um die Beziehung zu sich, zu anderen und zur Umwelt, in der wir leben. Es geht darum, die selbst auferlegten mentalen Beschränkungen abzulegen und sich zu öffnen für die eigene Größe, den eigenen Mut, die eigene Wahrheit. Ist das erst einmal erkannt, so bleiben viele Männer dem Yoga sehr lange Zeit treu. So hat etwa der Stargeiger Yehudi Menuhin über 50 Jahre lang (1948 bis kurz vor seinem Tod 1999) täglich seine Yogamatte ausgerollt.

Abschließend möchte ich noch ein ermunterndes Geheimnis einer befreundeten Yogalehrerin aus Berlin mit euch teilen: »Schon wenn *Er* mit Schwung seine meist schwarze Yogamatte ausrollt, bringt das frischen Wind ins Yogastudio. Denn egal, wie seine Praxis aussieht, Bewunderung von den umliegenden Damen erntet er sowieso.«

MÄNNER REIFEN AN KONFLIKTEN

Ein Leben, wie wir Männer es heutzutage meist führen, verursacht kaum noch körperliche Anstrengung, aber enorme mentale Angespanntheit. Wir müssen den ganzen Tag unsere Gedanken kontrollieren, dürfen uns kaum Gefühlsausbrüche erlauben, müssen gleichwohl wach und konzentriert sein und die für unseren Job notwendigen Routinehandlungen mit traumwandlerischer Sicherheit beherrschen. Wir sind gehalten, Misserfolge ohne große innere Beteiligung hinzunehmen, und müssen souverän mit dem Stress in Büro und Partnerschaft fertig werden. Doch manchmal kann die Stressbelastung zu groß werden und zu hohe Stressgrade sind mit geringerer Leistung verbunden.

In der »Welt am Sonntag« (Nr. 44, 23. Oktober 2006/Finanzen von Nele Husmann in New York) berichtet der Milliardär und Fondsmanager Bill Gross, dass sowohl Yoga als auch der Kapitalmarkt hohe Disziplin erfordern, und er statt sich aufzuregen, wenn etwa eine Position gegen ihn läuft, er wie beim Yoga tief atme, was tatsächliche helfe. Auf den Punkt bringt es im selben Artikel sein Kollege Vinnie Hunnihan: »Man lernt, sich auf das Wesentliche zu konzentrieren. Ich denke nicht, dass man unbedingt mehr Geld gewinnt, aber man verkraftet die Verluste besser.«

Durch Yoga können wir einerseits lernen, handlungsorientiertes Denken auch bei Misserfolg aufrechtzuerhalten, und bekommen andererseits ein perfektes Ventil an die Hand, um die im Körper gestaute Anspannung wieder abzulassen. Denn gerade in Stresssituationen und Problemphasen in Beruf, Partnerschaft und Familie bietet Yoga eine Möglichkeit, den an uns gestellten Anforderungen auch weiterhin gewachsen zu sein. Die Yogapraxis wurde nämlich gerade aus dem Umstand geboren, dass wir nicht immer glücklich und zufrieden sind.

Ein Leben ohne Probleme kann es nicht geben. Sie gehören dazu. Und wer ein problemloses Leben anstrebt, dem geht es wie dem Bauern, der zum ersten Mal ein Fußballspiel sieht und sich empört, dass den 22 Spielern nur ein Ball gegeben wurde, dem nun alle hinterherrennen müssen. So sind die Spielregeln, so ist das Leben: ohne Hindernisse keine Spannung. Sind es doch die Schwierigkeiten, die den Anstoß zur spirituellen Suche geben. Nur wer auf Hürden stößt, fragt sich, welchen Weg er gehen soll.

Ein echter Kerl reift an den Konflikten, anders als die Kuh: die wird nur älter, nicht reifer! Schließlich sind es die Probleme, die unseren Mut und unsere Weisheit auf den Plan rufen. Es gibt also kein »gut« oder »schlecht«, nur Vorteile oder Nachteile und die Frage danach, für welche Vorteile ich welche Nachteile in Kauf nehmen möchte.

Es geht jedoch nicht darum zu warten, bis das Leben uns schmerzhaft weiterentwickelt, bis Krisen uns voranbringen. Nein, im Gegenteil: Es geht um einen erfolgreichen Umgang mit uns selbst. In Zeiten des konstanten Wandels geht es für uns Männer darum, über die notwendige Veränderung des eigenen Denkens zu selbstverantwortlichem Handeln zu reifen: Denken und Handeln zu reflektieren, mit feuchten Händen die »Komfortzone« zu verlassen, zu unseren Gefühlen zu stehen, im Auf und Ab des Lebens unser Bestes zugeben.

Jens Corssen, ein befreundeter Verhaltenstherapeut, sagte einmal, dass es darum ginge, »als übender Meister an der Ganztagsschule Leben im Lernprozess zu bleiben und sich hin zu mehr Selbstliebe, Toleranz und erfolgreichem Tun zu entwickeln.« (Jens Corssen: »Der Selbst-Entwickler: Das Corssen Seminar«, Wiesbaden 2004.) Wir beginnen, Schwierigkeiten und unvorhergesehene Ereignisse als Lektionen, als Aufforderungen zum Lernen zu verstehen und erschaffen so einen Sinn für ein Leben in einer Welt, die täglich unüberschaubarer wird.

DIE FRAGE NACH DEM TIEFEREN SINN

Mehr und mehr füllt die Wissenschaft die Köpfe der Menschen mit Antworten, auch wenn wir die meisten der dazu passenden Fragen selbst gar nie gestellt haben. In unserem Herzen aber fühlen wir in Momenten der Ruhe nach wie vor eine spirituelle Sehnsucht, der wir mehr oder weniger naiv gegenüberstehen.

Viele von uns sind überfordert, weil wir uns selbst nicht kennen, weil wir nicht wissen, woher wir kommen, wohin wir gehen, wer wir sind und wozu dieses Leben eigentlich da ist. Das Leben erscheint unsinnig, sinnlos, eine mechanische Wiederholung. Wozu? Und gerade wir Männer tun uns schwer, ohne das Gefühl zu leben, etwas Sinnvolles zur Welt beizutragen. Wir wollen uns schöpferisch und gestalterisch austoben, aktiv am Leben teilnehmen.

Doch wir können auf den Spuren von Abermillionen von Suchenden, Erleuchteten, Magiern, Druiden, Yogis und Schamanen wandeln und auf ähnliche Weise wie die Heiligen früherer Zeiten unseren Platz innerhalb der Ordnung des Ganzen erfahren; ob wir an Gott glauben oder nicht, ob wir körperlich oder geistig üben, ob wir uns allmählich oder plötzlich wandeln.

Erleuchtung bedeutet zwar für jeden Menschen etwas anderes, aber der Weg dorthin folgt, wie ich meine, den ewig gleichen Strukturen und diese sind meines Erachtens nirgends so einfach und klar dargelegt wie im Yoga. Hier geht es nicht darum, einen bestimmten Hokuspokus-Zustand zu erreichen, sondern aktiv am Leben teilzunehmen; zu verstehen, dass unser Körper ein Ausdruck des Wunders des Lebens ist und dass, wenn es eine unbekannte Quelle dieses Wunders gibt, diese nicht getrennt von ihrer Wirkung sein kann. Es geht nicht darum, irgendwo hinzukommen. Wir sind so, wie wir sind, perfekt. Diese Perfektion gilt es zu erkennen und durch die tägliche Übung von Yogahaltungen am Wunder des Lebens zu partizipieren. Das ist ganz einfache Logik, kein Glaube notwendig.

SEINEN PLATZ IM LEBEN FINDEN

Es ist nicht ganz einfach, die wahre Größe eines »erleuchteten« Menschen zu beschreiben. Laut Wikipedia (Stand: Dezember 2008) bezeichnet der Begriff »Erleuchtung« (lat. illuminare: »erhellen«, »erleuchten«) »eine religiös-spirituelle Erfahrung, bei der das Alltagsbewusstsein eines Menschen überschritten wird und eine besondere dauerhafte Einsicht in eine, wie auch immer geartete, gesamtheitliche Wirklichkeit erlangt wird … in der Frage, wie die jeweilige Erleuchtung erlangt werden kann, gibt es allerdings in den Überlieferungen der verschiedenen Kulturen, ihrer philosophischen oder religiösen Weltanschauungen erhebliche Unterschiede.«

Ich bin der Meinung, dass Erleuchtung damit zu tun hat, dass man seinen Platz im Leben findet; ein Leben entsprechend seiner Neigungen und Talente führt, unabhängig seine Überzeugungen und Werte entwickelt und mit Vehemenz für seine Ideale und Ziele eintritt; sich mit allem, was man hat, einbringt und zu dem steht, wer man ist.

Wenn wir genauer hinsehen, dann

finden wir viele solcher »Erleuchteten« um uns herum. Die yogischen Schriften beschreiben solche Menschen als frei von selbstsüchtigen Interessen, Sorgen, Schwierigkeiten, Problemen, Kummer und Ängsten. Menschen, befreit von der Sklaverei ihrer Launen; heiter und friedvoll. Die Augen fest, die Sprache eindeutig, anregend und beeindruckend. Menschen, in deren Gegenwart man sich wohlfühlt, die einen inspirieren und ein tiefes Gefühl von Frieden und Harmonie ausstrahlen. Menschen, die sich nicht um öffentliche Kritik kümmern und auch dann, wenn sie angegriffen werden, einen kühlen Kopf bewahren.

In der Geschichte gibt es viele solcher großartigen Menschen, die uns verdeutlichen, welch immenses menschliches Potenzial in jedem von uns schlummert. Menschen wie Jesus, Martin Luther King oder Gandhi sind leuchtende Vorbilder dafür, wie man über seine eigene Bequemlichkeit hinausgehen kann und konsequent, aber friedfertig für seine Visionen und Ideale einsteht.

Wer ernsthaft Yoga praktiziert, wird auch mit dem konfrontiert, was er bisher vielleicht nicht so gerne sehen wollte. Die Abhängigkeit, die Sinnlosigkeit: die Schattenseiten. Doch wir können lernen, auch die negativen Seiten unserer Person zu leben, die Irrationalität des Lebens an sich zu akzeptieren. Nur dann können wir zu einem ganzen Kerl werden.

Genau darin liegt das ganze Geheimnis. Anstatt zu jammern sind wir traurig und machen keinen großen Wirbel drum. Auch die unglücklichen Momente haben ihren Reiz, verleiten uns zum Abenteuer, motivieren uns, auf die Suche zu gehen. Ganz allmählich erkennen wir, dass das ganze Leben aus Polaritäten besteht.

Der indische Gott Shiva ist da keine Ausnahme. Er ist genauso die wilde zerstörerische Kraft, wie auch der in sich ruhende Meditierende, der sich selbst erkannt hat. Er folgt dabei den fundamentalen Gesetzen des Lebens: den Gesetzen der Transformation, des Sterbens und der Wiedergeburt. Shiva spiegelt die Synthese zwischen bewahren (Extrem: Erstarrung) und erneuern (Extrem: Identitätsverlust). Wir lernen, mit diesen Widersprüchen zu leben. Yoga zeigt uns einen Weg, uns mit dem Wandel (= Leben) zu versöhnen.

Um uns von den Konditionierungen unserer Herkunft zu befreien, helfen uns vier grundlegende (männliche) Eigenschaften: Selbst-Verantwortung, Selbst-Bewusstsein, Selbst-Vertrauen und Selbst-Überwindung. Diese vier Werkzeuge ermöglichen es uns, bewusst unser Leben zu gestalten und unsere Ziele zu verwirklichen. Dabei kommen wir nicht umhin, für uns persönlich zu definieren, wie ein glückliches, erfolgreiches Leben aussieht.

Für die meisten Männer besteht Erfolg nicht mehr nur in Karriere, Verdienst, Anerkennung oder Macht. Erfolgreich ist vielmehr auch, wer eine stabile Gesundheit hat, wer zufriedenstellende Beziehungen zu anderen Menschen unterhält, wer Kinder zu glücklichen und selbstbewussten Persönlichkeiten erzieht, wer trotz Verantwortung in Beruf und Familie seine eigene Entwicklung nicht vernachlässigt.

Diese Neudefinition von Erfolg kommt einem Paradigmenwechsel gleich. Der Trendforscher Matthias Horx prophezeit in der »Welt am Sonntag« (Nr. 44, 23. Oktober 2006/ Finanzen von Nele Husmann in New York) bereits: »Es wird der Zeitpunkt kommen, an dem wir nicht mehr mit dem 200-PS-Auto angeben, sondern mit drei Stunden Muße am Tag.« Es geht darum, selbstbestimmt und gestalterisch tätig zu sein und aktiv Raum für Neues zu schaffen, um das eigene Leben und Erleben wieder selbst zu steuern.

CRASHKURS YOGAPHILOSOPHIE

YOGA IST EINE WISSENSCHAFT

»Der Yoga wird durch den Yoga erkannt. Der Yoga geht aus dem Yoga hervor. Wer achtsam ist, erfreut sich durch Yoga lange am Yoga.«

(Vyasa im Kommentar zu Yogasutra III.6)

Ich bin der tiefen Überzeugung, dass Yoga unserem Bedürfnis nach einem freiheitlichen, selbstbestimmten Leben entgegenkommt. Doch bevor wir tiefer in die Yogaphilosophie einsteigen, möchte ich klarstellen, dass Yoga keine Religion ist. Yoga ist eine reine Wissenschaft, genauso wie Mathematik oder Physik, und was die Welt des Yoga betrifft, ist Patanjali der wichtigste Vertreter. Er war ein Mann, der vor vielen tausend Jahren zum ersten Mal in der Geschichte der Menschheit Spiritualität oder Mystik auf den Stand der Wissenschaft brachte.

Die sogenannten Yogasutren des Patanjali bestehen aus 195 sehr kurz gefassten Lehrsätzen. Im Wesentlichen sind dies verdichtete Grundaussagen über die im menschlichen Geist angelegten Möglichkeiten, aber auch über die vielfältigen Ursachen für das Leiden der Menschen, wenn Geist und Psyche unruhig und den sich stetig verändernden Lebenssituationen hilflos ausgeliefert sind.

Yoga fordert nicht, an irgendetwas zu glauben, Yoga sagt: Erfahre! So wie die Wissenschaft das Experiment fordert, fordert Yoga die Erfahrung. Experiment und Erfahrung sind ähnlich, nur die Richtung ist unterschiedlich. Experiment bedeutet, dass du etwas im Außen tust, Erfahrung bedeutet, dass du etwas im Inneren tust. Erfahrung ist ein inneres Experiment.

Dementsprechend gilt es, sich immer daran zu erinnern, dass Yoga auf der Existenz, auf Erfahrung und auf Experimenten beruht. Kein Glaube ist notwendig – nur der Mut, Erfahrungen zu machen. Yoga ist nichts, worüber du nachdenken kannst. Es ist etwas, das du tun musst, eine Disziplin. Du kannst Yoga studieren, kluge Bücher oder Artikel schreiben, auswendig Gelerntes wiederholen, aber du wirst dadurch kein Yogi. Disziplin bedeutet, dass du in dir Ordnung schaffst. Um dieses Ziel zu erreichen, untersucht Yoga, was physisches und mentales Leiden verursacht.

In der yogischen Philosophie unterscheidet man fünf Ursachen des Leidens (Kleshas): Avidya, die falsche Art des Verstehens, eine falsche (subjektive) Art der Interpretation einer Situation; Asmita, die Tendenz, sich selbst zu wichtig zu nehmen; Raga, der Wunsch, etwas haben zu wollen, was man vielleicht gar nicht unbedingt braucht oder was einem sogar gar nicht guttut; Dvesha, die oft (unbegründete) Ablehnung, Angst vor Veränderungen und dem Unbekannten; Abhinivesha, alle Formen von Angst und Furcht: Unsicherheit, Zweifel, Panik, Existenzangst, Angst vor der Zukunft, Angst vor Krankheiten, vor allem die Angst vor dem Tod.

Schon für die ersten Yogis, die Rishis (Seher), bildeten Geist und Körper eine Einheit und ihre Lösungen zielten sowohl auf die geistige als auch auf die körperliche Ebene. Der westliche Ansatz ist dagegen meist eher körperlich.

Yoga hält die Ich-Bezogenheit für das größte Hindernis, während die Psychologie diese als die Grundlage des Heilens ansieht. Dieser Unterschied darf jedoch insofern nicht überzeichnet werden, als es immer um die Frage geht, was jemand will. In der humanistischen Psychologie ist man der Meinung, dass die Grenzen des Ichs wachsen können. So verbringen die meisten Menschen die erste Hälfte ihres Lebens damit, eine Identität aufzubauen, und den Rest des Lebens damit, sich krampfhaft an diese Identität zu klammern. Yoga zeigt uns einen Weg, unser kleines Ego loszulassen und uns auf das Abenteuer des Unbekannten einzulassen. Dabei beginnt die Schulung mit dem Körper, weil wir alle sehr im Körperlichen verhaftet sind. Dann arbeiten wir mit der Atmung, denn deine Atmung ist dein Leben. Danach beginnt die Arbeit am Denken. Wie ein Wissenschaftler arbeiten wir uns vom Grobstofflichen zum Feinstofflichen vor. Wenn sich der Körper verändert, dann kann sich die Atmung verändern. Und wenn sich die Atmung verändert, dann können die Gedanken verändert werden. Und wenn sich die Gedanken verändern, dann ist alles möglich.

Die Botschaft von Patanjali ist, dass nichts Äußerliches verändert werden muss, damit wir glücklich und zufrieden leben können. Nein, wir selbst, das eigene Denken, die Glaubenssätze, die uns daran hindern, in Zeiten des Wandels selbstverantwortlich und gestalterisch zu agieren, müssen verändert werden. Letztlich sind es nicht die äußeren Umstände, die innere Zweifel oder eine Depression auslösen, sondern das, was wir der Situation ganz persönlich an negativer Bewertung hinzufügen – damit machen wir uns selbst zum Opfer.

Yoga befasst sich deshalb nicht ausschließlich mit der körperlichen Schulung, sondern auch mit der inneren. Ausgehend vom Körpergefühl im engsten Sinne können wir soziales und sogar ökologisches Bewusstsein entwickeln. Im Yoga gehen wir sogar noch einen Schritt weiter: Menschen können bereits nach kurzer Zeit die Erfahrung machen, dass es etwas Größeres gibt als all das, mit dem man sich normalerweise identifiziert.

Alles, was wir dafür brauchen, sind Neugier, ein offenes Herz und Sinn für das Abenteuer, das darin besteht, anzuerkennen, dass in allem, was wir tun, das Ganze immer über dem Einzelnen steht. Als Teil verzichten wir gänzlich auf jedes Urheberrecht an unseren Handlungen und ihren Früchten. Mit diesem Verzicht eröffnet sich eine neue Lebensqualität: die Teilnahme am Fluss des Lebens in all seiner uns unverständlichen Vielfalt, Komplexität und Paradoxie.

Mit der Offenbarung der Natur dieses Flusses beginnt der offene neugierige Geist, sich weiter zu öffnen. Mit der Vertiefung dieser Öffnung treten persönliche Absicht und Anstrengung mehr und mehr in den

Hintergrund. Wie weit jedoch dieser Zyklus fortschreitet, bleibt immer ein Ausdruck des Ganzen und nie das Resultat der Anstrengung des Individuums.

Auf den Punkt gebracht lautet die Erfolgsformel: Verfolge deine Ziele (mittels Visionen), als ob du sie nicht hättest, und tue das, was du tust, so gut du heute kannst (durch volle Konzentration auf das gegenwärtige Tun).

YOGA ALS WEG ZUR EIGENEN KRAFT UND WAHRHEIT

Auch wenn die Wege zum Selbst so vielfältig wie die Äste eines großen Baums sein mögen, so ist der Baumstamm doch fest verwurzelt. Yoga ist wie ein alter, verwitterter Baum, der den Stürmen der menschlichen Geschichte getrotzt hat und weiterhin seine reichen und vielfältigen Früchte anbietet.

In meinem Verständnis hat dieser Baum des Yoga vier Stämme, die untrennbar miteinander verbunden sind. Diese sind Mitgefühl, Weisheit, Hingabe und Bewusstsein. Mitgefühl ist der Weg des Karma-Yogi, Weisheit der des Jnana-Yogi, Hingabe der des Bhakti-Yogi und Bewusstheit der Weg des Hatha-Yogi. Zusammen bilden sie das Königreich des Yoga: den Raja-Yoga. Dieses Reich kann durch das Herz in Bhakti, durch den Geist in Jnana, durch Tätigkeit in Karma und durch den Atem in Hatha betreten werden.

Sich dem Verstand oder dem Herzen zu nähern, ist aufgrund der Anforderungen und des Drucks eines modernen, weltlichen Lebens schwer. Dies ist meist mit einem klösterlichen Lebensstil verbunden. Die Selbstlosigkeit, die von mitfühlenden Handlungen getragen wird, ist in einer egozentrischen Gesellschaft wie der unseren, wo Freiheit als Genusssucht und Verantwortung als Belastung definiert werden, fast unmöglich. In der Tat ist dies die Domäne der Heiligen und Märtyrer, nicht der Allgemeinheit.

Allerdings gibt es dort, wo Leben ist, kein Entkommen vor dem Atem. Es ist also der Hatha-Yoga, welcher die meisten modernen Menschen mit auf die Reise in das Reich des Yoga nimmt. Nicht zuletzt gerade deshalb, weil das Tor zum Atem der Körper ist, mit dem wir uns so stark identifizieren.

Der Atem hilft uns, die beiden großen menschlichen Polaritäten Bewusstheit (Shiva) und Energie (Shakti) zu bündeln und zu nutzen. Der Mensch wird als Mystiker geboren, doch während er sein Ego ausbildet, also erwachsen wird, verliert er dieses ursprüngliche Gefühl der Einheit. Aufgrund der verschiedensten Erlebnisse baut er zwischen sich und der Welt Mauern auf, die im Grunde immer auf vorläufigen Anschauungen beruhen. Die spirituelle Praxis zielt nun darauf ab, das Ich, dessen Gestalt mehr oder weniger willkürlich ist, als Illusion zu entlarven und seine Begrenzungen abzubauen.

Die Methoden des Hatha-Yoga sind magische Praktiken, da sie eine Verschiebung der Wahrnehmung bewirken. Jeder, der schon mal Yoga geübt hat, hat das schon einmal erfahren können. Nach der Yogastunde fühlen wir uns meistens sehr wohl in unserem Körper, finden die Menschen um uns herum wesentlich sympathischer, der Stau auf dem Nachhauseweg ist nur noch halb so nervenaufreibend und selbst die beruflichen und privaten Sorgen sind nicht mehr so bedrückend. Unsere Wahrnehmung hat sich verändert, nicht die Situation selbst, sondern unser ganz persönlicher Beitrag zu ihrer Bewertung.

Übrigens stammt das Wort »Idiot« aus dem Griechischen und beschreibt einen Menschen, der so in seinem Weltbild gefangen ist, dass er keine Signale der Wirklichkeit mehr in sein Denksystem aufnimmt. Wenn wir jedoch wach sind – und das ist es, was Yoga bewirkt: Es weckt uns auf! –, dann ist unser Denken klar und vernunftgesteuert. Das ist es, was wir im Yoga »Erleuchtung« nennen. Wenn wir wie Schlafwandler durch die Welt stolpern, dann ist unser Denken verwirrt und das macht uns krank.

ERDUNG

»Die Verbindung zur Erde sollte stabil und leicht sein.«

(Patanjali Yogasutra II.46)

Yogastellungen oder -haltungen werden allgemein als Asanas bezeichnet. Eigentlich bedeutet der Begriff jedoch »Sitz«, also »in etwas gegründet sein«, »einen festen Platz einnehmen«. In diesem Zusammenhang ist mit »Sitz« immer auch unsere Verbindung zur Erde gemeint. Heute, wo unsere Verbindung zur Erde, unsere Beziehung zur Natur, aus dem Gleichgewicht geraten ist, kann die Übung der Asanas zu einem neuen Verständnis unseres Verhältnisses zur Umwelt führen, was dringend notwendig ist.

Niemand kann sich den positiven oder negativen Konsequenzen seiner Handlungen entziehen. Wenn wir die Luft durch Abgase verschmutzen, unser Grundwasser mit Pestiziden verunreinigen und die Regenwälder abholzen, dann müssen wir auch die Folgen dieser fortschreitenden Umweltzerstörung tragen.

Jeder hat das Recht auf saubere Luft und reines Wasser, auf Wiesen und Wälder und auf vollwertige, nahrhafte Lebensmittel. Entweder es gelingt ein fundamentales Umdenken in unserer Fürsorge für die Erde und das Leben auf ihr oder wir gehen einem unermesslichen menschlichen Elend und einer irreparablen Verstümmelung unseres globalen Heims entgegen.

Als Yogis streben wir danach, in Einklang mit der Natur zu leben. Dies ist ein guter Grund, unsere Ernährung zu hinterfragen. Vegetarische Ernährung und ein umweltbewusstes Leben können einen wichtigen Beitrag dazu leisten, die Welt, so wie wir sie kennen, zu erhalten. Die Erde gehört uns nicht und langfristig werden wir es bereuen, sie wegen kurzfristiger Gewinne ausgebeutet zu haben.

Die Zerstörung der äußeren Ökologie ist eine Folge davon, dass wir uns zu wenig um unsere innere Ökologie gekümmert haben. Ein innerlich gespaltener Mensch stört auch das Gleichgewicht der Natur. Wenn die Natur zerstört ist, dann ist der Mensch erst recht gestört. Ein Teufelskreis. Erst wenn wir innerlich entspannt sind, mit unserer Natur im Reinen, dann verstehen wir die natürlichen Wirkungsmechanismen der Welt und leben mit ihr im Einklang.

Als Yogis haben wir ein tiefes Interesse daran, von der Natur zu lernen. Wir überschreiten das Tal der Dualität. Patanjali selbst sagt, dass die Trennung zwischen Subjekt und Objekt durch Unwissenheit verursacht wird und erst mit der Auflösung der Unwissenheit verschwindet. Das Ziel des Yoga ist es, durch den Schleier zu sehen und zu erkennen, dass wir alle im gleichen

Boot sitzen. Nur so können wir über den zugrunde liegenden Wahrnehmungsdualismus unseres kollektiven Alptraums aus Ängsten und Konflikten hinausgehen. Wir selbst können entscheiden, ob wir Teil der Heilung dieses Planeten oder Teil der Krankheit sein wollen. Denn eins ist klar: Eine einseitige Beziehung, die auf egoistischen Bedürfnissen eines individuellen Willens beruht, wird uns nicht zum Zustand des Yoga oder zur Erkenntnis der Einheit allen Seins führen.

Stehende Haltungen stellen das Fundament der Yogapraxis dar. In stehenden Sequenzen üben wir, im Wandel geerdet zu bleiben. Die Verbindung zur Erde ist die Verbindung zum Leben und somit niemals statisch. Stehende Sequenzen helfen uns, Kraft in den Beinen aufzubauen. Getragen von der Erde lernen wir, auf unseren eigenen Füßen zu stehen. Wenn wir über die Beine den Kontakt zur Erde spüren, gewinnen wir Zuversicht, Gelassenheit und Ruhe. Wir schaffen eine solide Basis für die Übungspraxis und erlangen jene Kombination aus Kraft, Balance und Beweglichkeit, die wir brauchen, um den Anforderungen des täglichen Lebens entgegentreten zu können. Fest verwurzelt können wir in den Himmel wachsen.

ENERGIEBAHNEN

»Wenn alle Nadis und Chakras, die voller Unreinheiten sind, gereinigt sind, dann ist der Yogi fähig, Energie zu halten.«

(Hatha Yoga Pradipika II.5)

Dem Hatha-Yoga-System entsprechend gibt es neben dem physischen noch einen energetischen Körper, der von subtilen Kanälen durchzogen ist, den Nadis, durch die unsere Lebensenergie, Prana, fließt. Wenn Prana frei in unserem Körper zirkuliert, dann ist unser Körper-Geist-System in Balance und Gesundheit.

Es gibt drei Hauptkanäle, durch die diese Energie strömt, sie heißen Ida, Pingala und Sushumna. Ida ist die Naturkraft, die wir als Schöpfungskraft erleben; sie ist eine empfangende, synthetisierende, weibliche Kraft, die die Form einer Asana kreiert. Im Oberkörper windet sich Ida vom linken Nasenloch zum Steißbein. Im Arm führt Ida von der Achsel entlang der Armaußenseite bis zur Daumenspitze. Im Bein reicht Ida von der Innenseite der Oberschenkel entlang der Beinaußenseite bis zur Spitze der großen Zehe. Pingala ist die Kraft des Bewusstseins, der Intelligenz, der Weisheit. Sie ist die aktive, männliche Kraft. Verbunden mit der Erde, schafft sie die Intelligenz einer Asana. Im Oberkörper windet sich Pingala vom rechten Nasenloch nach unten bis zum Steißbein. Im Arm reicht Pingala von der äußeren Spitze der Schulter über die Innenseite des Arms bis zur Spitze des kleinen Fingers. Im Bein führt Pingala von der Außenseite der Hüfte entlang der Innenseite des Beines bis zur Spitze der kleinen Zehe.

Die Sushumna stellt den mittleren, bzw. den Zentralkanal dar, durch den die Energie durch alle Energiezentren entlang der Wirbelsäule aufsteigt. Werden durch Hatha-Yoga-Praktiken die Energien von Ida und Pingala vereint, beginnt Energie den Rücken hinaufzufließen. Die Harmonisierung der mächtigen Kräfte von Schwerkraft und Levitation ergibt einen starken Energiestrom, der durch den Körperkern nach oben fließt. Dieser Energiestrom ist das Ergebnis einer festen und bequemen Verbindung mit der Erde. Im Oberkörper zieht Sushumna vom Steißbein hoch bis zur Kopfkrone. Im Arm erstreckt sich Sushumna von der Handfläche bis zum Schultergelenk. Im Bein reicht sie vom Fußgewölbe bis zum Becken.

Wenn Prana in Sushumna fließt, erweitert sich die Wahrnehmung bis zu dem Punkt, an dem es keine Trennung mehr gibt. Das ist der Zustand der Erleuchtung – Yoga. Wenn wir lieblos/rücksichtslos gegenüber anderen sind, dann fließt Prana, das eigentlich durch den Hauptkanal fließen sollte, aus Sushumna durch Pingala. Wenn wir lieblos/rücksichtslos gegenüber uns selbst sind, dann fließt Prana aus Sushumna in Ida.

Mitgefühl, Gewaltlosigkeit und ein Leben zum Nutzen der anderen sind essenzielle Bestandteile der Yogapraxis. Durch Mitgefühl wird Energie dazu gebracht, sich in Sushumna zu bewegen. Deshalb kann man sagen, dass Mitgefühl die Grundlage für Erleuchtung bildet.

DIE SIEBEN CHAKREN

Ein Chakra ist ein Energiezentrum, der Begriff bedeutet »kreisende Bewegung« oder »Rad«. Jedes Chakra ist ein Verbindungspunkt für die Nadis. Es gibt sieben Hauptzentren. In

ganz tiefer Meditation haben Yogis diese Energiezentren gesehen und sie als Lotusblütenblätter beschrieben.
Das Chakren-System kann als Landkarte der spirituellen Evolution verstanden werden. Jedes Energiezentrum ist ein Tor zu einer bestimmten Stufe der Realität. Wie wir bereits wissen, existiert Realität entsprechend unserer Wahrnehmung.
Im Folgenden beziehe ich mich auf das von meiner Lehrerin Sharon Gannon beschriebene Modell der Chakren. Unsere Fähigkeit, die verschiedenen Dimensionen der Realität wahrzunehmen, spiegelt sich in der energetischen Leichtigkeit oder Schwere unserer Beziehungen wider. Die Praxis von Hatha-Yoga zielt darauf ab, die feinstofflichen Nervenkanäle und Energieknotenpunkte zu reinigen. Yogaübungen helfen somit, unsere Wahrnehmung zu klären und unsere Beziehungen zu heilen. Der Yogi erhält Durchblick durch das Überwinden von Avidya. Durch die Reinigung der Wahrnehmung wird die leuchtende Wahrheit des kosmischen Selbst zum Vorschein gebracht. Dieser Zustand wird Samadhi oder Yoga genannt.

Erstes Chakra: Muladhara
Wurzelzentrum
Stabilität
Beziehung zu Natur, Mutter, Vater, Familie, Umgebung, Karriere und Geld
Psychologischer Widerstand: Angst

Unsere spirituelle Entwicklung beginnt damit, dass wir unsere Körperlichkeit anerkennen. Wenn wir in Frieden mit unserer Umgebung sind, mit unseren Eltern, mit der Familie, mit unserem Körper, unserem Zuhause und unserem Job, dann sind wir bereit, uns weiterzuentwickeln.
Stehhaltungen helfen uns, Stabilität zu erleben und Ängste abzubauen.

Zweites Chakra: Swadhisthana
Steißzentrum
Kreativität
Beziehungen romantischer, sexueller, kreativer oder geschäftlicher Art
Psychologischer Widerstand:
Sorge/Neid

Wir lernen, unsere kreativen oder sexuellen Beziehungen zu reinigen, indem wir Zorn, Schuld und Ärger loslassen. Um das zu tun, müssen wir erkennen, dass die Art und

Weise, wie wir von anderen behandelt werden, darin begründet liegt, wie wir selbst andere behandeln.
Vorwärtsbeugen bieten uns die Möglichkeit, in unsere Vergangenheit zu reisen und diese zu reflektieren und zu heilen, indem wir nachtragende Gefühle loslassen, die wir gegenüber vergangenen Partnern, egal welcher Art, noch haben. In Vorwärtsbeugen entwickeln wir Kreativität und befreien uns von Kummer und Neid.

Drittes Chakra: Manipura
Nabelzentrum
Vertrauen
Beziehung zu anderen, die du verletzt hast
Psychologischer Widerstand: Zorn/Depression

Wir denken darüber nach, welche anderen Lebewesen wir verletzt haben. Wir erkennen unsere Selbstbezogenheit und bitten die anderen um Vergebung. Wir vergeben uns selbst, dass wir andere verletzt haben. Wir entscheiden uns, zukünftiges Leid zu minimieren. Wir erkennen, dass die Ursache dafür, andere zu verletzen, einem Mangel wahren Selbstvertrauens entspringt.
Mit Drehungen fördern wir unser Selbstvertrauen und befreien uns von Wut.

Viertes Chakra: Anahata
Herzzentrum
Mitgefühl/bedingungslose Liebe
Beziehung zu anderen, die dich verletzt haben
Psychologischer Widerstand: Hass

Wenn wir anderen vergeben können, dann befreien wir uns selbst und sind fähig, in unserem Leben weiterzugehen. Die Fähigkeit zu vergeben kann gefördert werden, wenn wir uns stets daran erinnern, dass andere, genau wie wir, in der jeweiligen Situation ihr Bestes tun. Die Leichtigkeit, mit der wir uns in die Zukunft bewegen, wird widergespiegelt in der Leichtigkeit, die wir in den Rückbeugen erleben. Wenn wir anderen vergeben, katapultieren wir uns in Richtung Einheit.
Rückbeugen fördern Mitgefühl und Versöhnlichkeit und beseitigen Hass und Feindseligkeit.

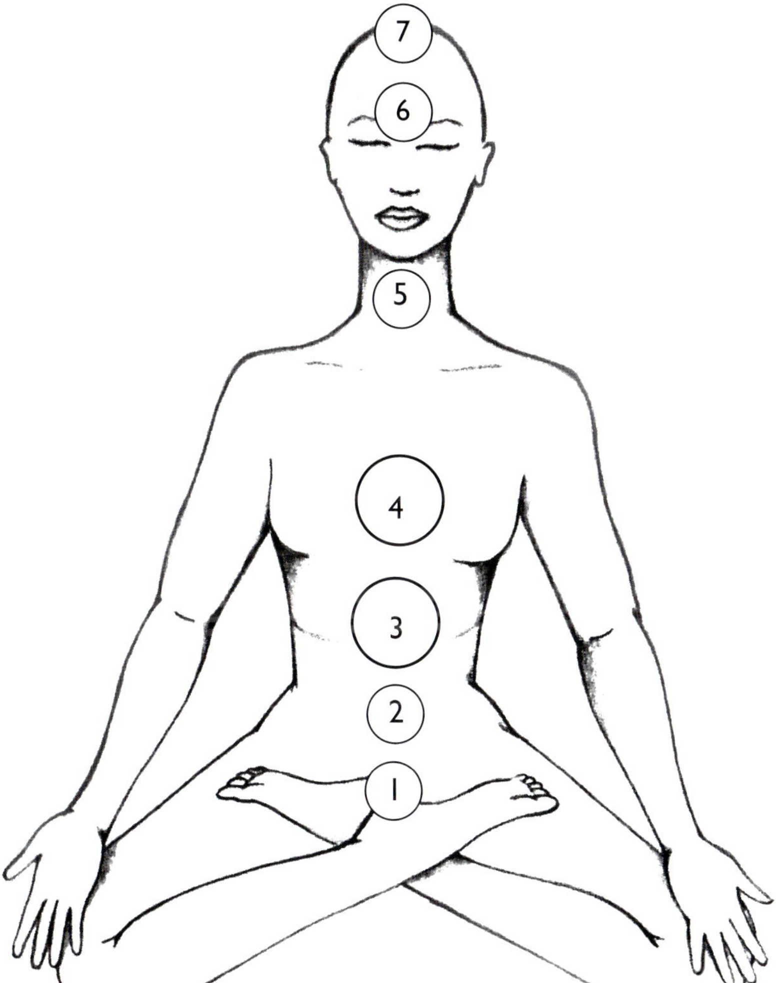
7
6
5
4
3
2
1

Fünftes Chakra: Vishuddha
Halszentrum
Kommunikation
Beziehung zu dir selbst
Psychologischer Widerstand:
Zynismus

Die Reinigung dieses Zentrums hilft uns, Satya, die Wahrheit, zu sprechen. Wir beginnen zu sagen, was wir denken, und bekommen, was wir wollen. Es unterstützt uns dabei, uns selbst als heiliges Wesen anzuerkennen und unser Leben dem Wohle anderer zu widmen.
Der Schulterstand hilft uns, unsere Kommunikation zu stärken, und befreit uns von Zynismus.

Sechstes Chakra: Ajna
Stirnzentrum
Demut
Beziehung zum Lehrer
Psychologischer Widerstand:
Zweifel

Wenn wir uns aufrichtig vor anderen verbeugen und sie als unsere Lehrer akzeptieren, dann können wir durch das machtvolle Elixier der Demut gereinigt und von Egoismus, Stolz und Zweifeln befreit werden. Demut ermöglicht es uns, auf telepathischem Weg mit unseren Lehrern zu kommunizieren.
In der Stellung des Kindes entwickeln wir Bescheidenheit und befreien uns von Zweifeln.

Siebtes Chakra: Sahasrara
Scheitelzentrum
Erleuchtung
Beziehung zum Göttlichen
Psychologischer Widerstand:
Trennung

Ziel der Yogapraxis ist Samadhi, die Einheit des Seins. Das Gefühl vom Getrennt-Sein wird überwunden, sobald das Licht der kosmischen Bewusstheit die Einheit von Individuum, Natur und Gott aufdeckt. Die Reinigung dieses Zentrums geschieht durch Gnade. Alles wird als heilig erkannt: wie oben so auch unten.
Im Kopfstand verwischen die Grenzen zwischen oben und unten. Sobald die Energie in Form der Kundalini (Schlangenkraft) erwacht, schluckt die Schlange ihren eigenen Schwanz; Kundalinis Reise endet in einem vollkommenen Kreis.

ENERGIEBLOCKADEN

Unser Körper besteht aus allem, was wir je gedacht, gesagt oder getan haben. Wenn wir Yoga oder Erleuchtung erreichen wollen, dann müssen wir zurück zum Ursprung von allem, was wir bisher über uns oder andere gedacht haben, bzw. von allem, was wir uns oder anderen angetan haben. Die Yogahaltungen wurden konzipiert, um die körperlichen Abbildungen vergangener Handlungen verfolgen zu können.

Zum Glück ist es nicht nötig, jede Person, die wir jemals gekannt haben, wiederzufinden, um unsere Unstimmigkeiten zu lösen. Das wäre ebenso unmöglich wie unnötig, da schließlich alle diese vergangenen Beziehungen jetzt in unserem Körper stecken. Sie leben in unserem Körper, nicht nur als Erinnerungen im Kopf, sondern auch als Abdrücke in den Zellen und im Bindegewebe. Sie leben in den Hüftgelenken, den Kniesehnen, der Milz, den Stimmbändern, den Ohren und sie leben darin, wie wir unser Essen verdauen. Sie leben in der Art, wie die Lungen atmen und das Herz schlägt. Inmitten der Yogapraxis tauchen diese karmischen Abbildungen auf, wenn auch nicht unbedingt als Vision eines alten Freundes oder einer alten Freundin. Sie manifestieren sich subtiler, als Schmerz in den Hüften oder einem Schnappen nach Luft.

Durch das Praktizieren von gezielten Übungen können wir diese Beziehungen direkt ansprechen und lösen. Wenn wir merken, dass wir konstant Schwierigkeiten mit der Praxis haben, dann kann dies ein Hinweis dafür sein, in welchem Chakra wir feststecken oder Blockaden haben. Nehmen wir folgendes Beispiel: Jemand hat Schwierigkeiten in den Stehhaltungen oder fühlt sich in Balancehaltungen instabil. Dies kann auf Probleme in der Beziehung zu Eltern, Job oder Geld hinweisen.

Verspannungen oder ein Mangel an Kraft in den Beinen weisen häufig auf einen Mangel an Verwurzelung, Stabilität oder Gleichgewicht allgemein hin. Schmerzende oder feste Hüften zusammen mit Verspannungen im Unterbauch können auf ungeklärte Probleme mit vergangenen sexuellen oder kreativen Partnern zurückgeführt werden. Chronische Schmerzen im Halsbereich stammen vielleicht von einer abwertenden

Haltung sich selbst gegenüber, sie beziehen sich häufig auf Selbstwert und Begabungen. Verspannungen im Schulter und Nackenbereich weisen auf unterdrückten oder aufgestauten Ärger, Wut oder Feindseligkeit hin, während Verspannungen im Zwerchfell anzeigen, dass die Atmung chronisch eingeschränkt ist oder zurückgehalten wird, oft als Versuch, das Spüren von unangenehmen Emotionen zu vermeiden.

Körperliche Verspannungen geben uns somit Hinweise, in welchen Beziehungen noch Energie gebunden ist. Wo unser Potenzial noch eingeschränkt ist. Durch bewusste Körperarbeit können wir diese Regionen wiederbeleben, mobilisieren und die blockierten Energien freisetzen.

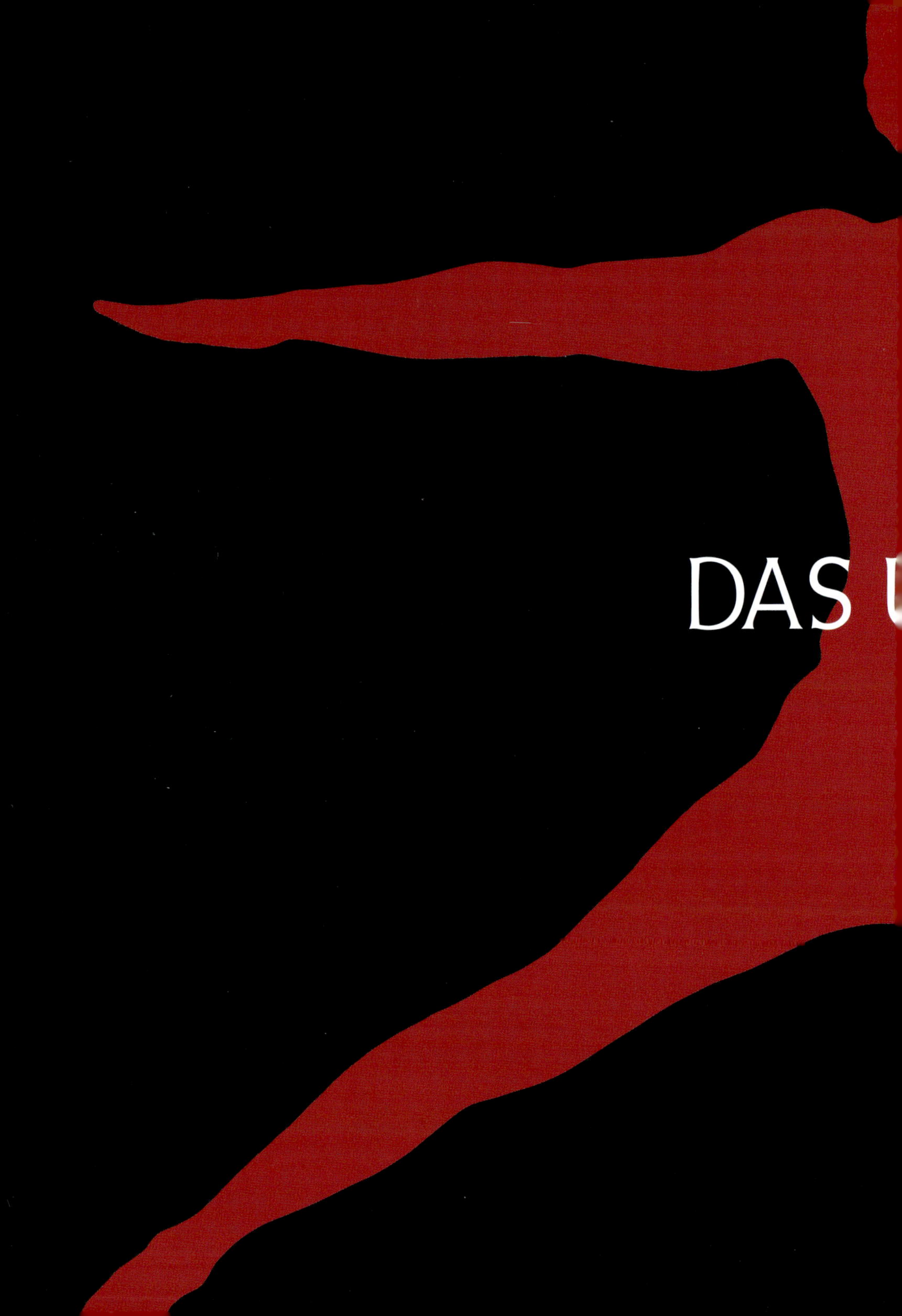
DAS

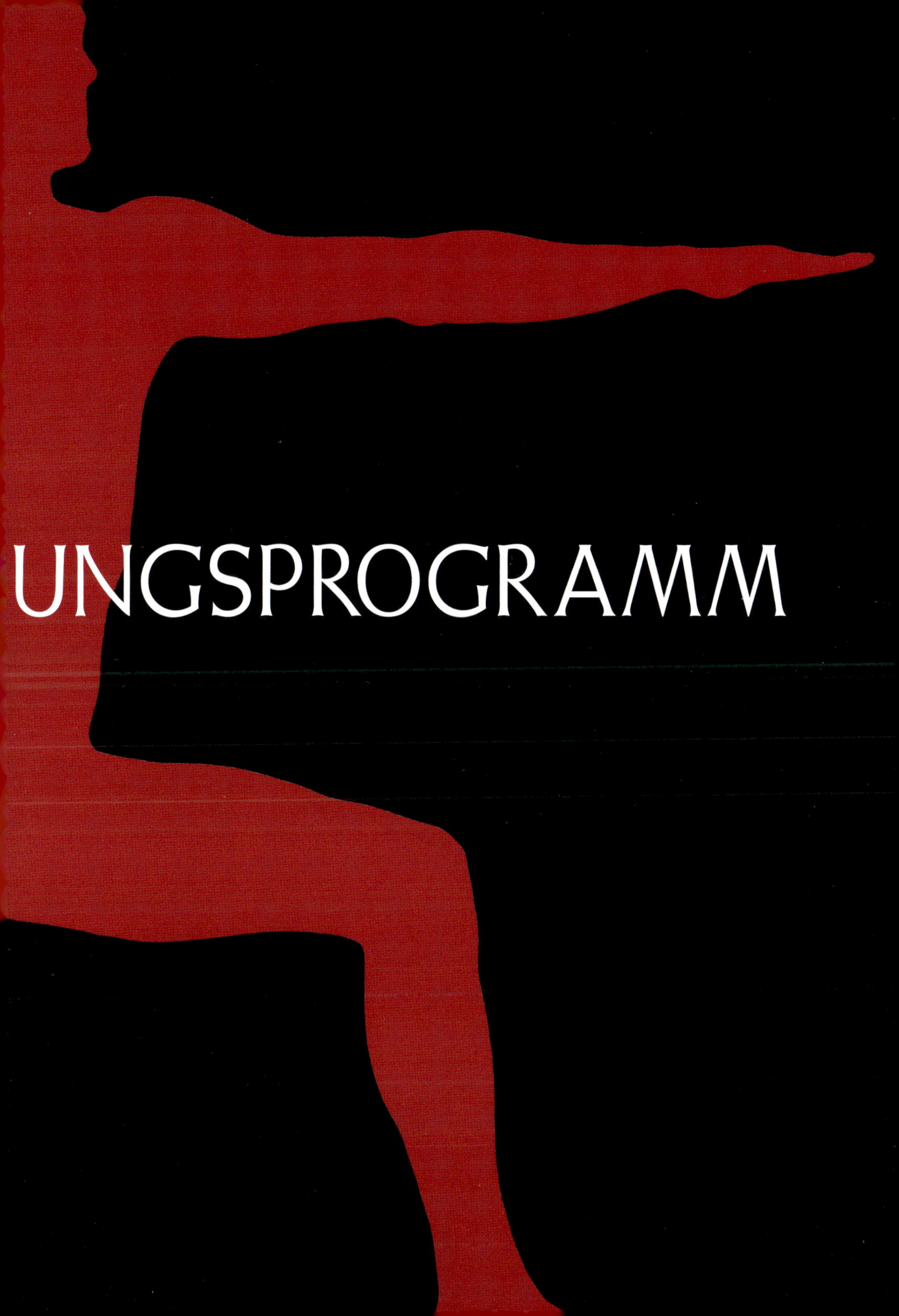
UNGSPROGRAMM

VORBEREITUNG

Für deine Yogaübungen benötigst du etwa 20 Minuten Zeit. Wähle einen Ort, an dem du ungestört bist, am besten schaltest du sogar das Telefon aus. Die Raumtemperatur sollte angenehm sein, deine Kleidung bequem.
Ich empfehle, eine rutschfeste Yogamatte als Unterlage und einen Yogagurt sowie einen Yogablock als Hilfsmittel bereitzulegen.

Wichtig:
Alle Übungen werden barfuß gemacht. Nur so erfährst du eine Fußmassage, die alle Nerven und Reflexpunkte deiner Fußsohlen stimuliert und sämtliche Organe deines Körpers anregt. Außerdem wirst du geerdet, dies verleiht dir ein Plus an Standfestigkeit. Schon nach kurzer Zeit wirst du spüren, wie viel Energie und Kraft du in deinen Beinen hast.

DIE ÜBUNGSSEQUENZEN

Ich habe einige ganz auf deine Bedürfnisse als Mann abgestimmte Yogasequenzen entwickelt. Alle vorgeschlagenen Übungsreihen sind aus dem Jivamukti-Yoga und helfen dir, dich gezielt im athletischen und mentalen Bereich zu stärken und mit den Anforderungen des täglichen Lebens gelassener umzugehen. Somit kannst du die optimalen Bedingungen für persönliche Höchstleitungen in allen Lebensbereichen schaffen. Den Mittelpunkt der kraftvollen Übungsreihen bilden Standpositionen und eine modifizierte Krieger-Serie.
Die Übungsprogramme dauern jeweils rund 20 Minuten und sind wie moderne Yogaklassen aufgebaut. Sie beginnen mit einer dynamischen Sonnengruß-Sequenz zum Aufwärmen und schließen mit einer Entspannungsübung. Alle ausgeführten Übungen werden anschaulich angeleitet und in ihrer Funktionsweise erklärt.
Du kannst dir dein Übungsprogramm ganz nach eigenem Gusto zusammenstellen. Der Sonnengruß sollte allerdings immer zu Beginn geübt werden. Die einzelnen Sequenzen variieren in Länge und Schwierigkeitsgrad. Wähle deinen Fähigkeiten entsprechend.
Die Reihen werden dynamisch geübt. Im Vordergrund steht also der

Ablauf, nicht die einzelne Haltung. Daher erkläre ich im Folgenden auch nur beim Sonnengruß jeden einzelnen Schritt gesondert. Bei den anderen Sequenzen gehe ich nur auf einzelne Haltungen ein, um Besonderheiten zu erklären, der Ablauf erklärt sich durch die Bildabfolgen von selbst.

Geübt wird immer zuerst mit der einen Seite, zum Beispiel mit dem linken Fuß vorne, und dann mit der anderen Seite, also mit dem rechten Fuß vorne.

DIE RICHTIGE ATMUNG

1. Das Bewusstsein während des Übens gilt der Atmung. Beim Üben immer ruhig und gleichmäßig durch die Nase ein- und ausatmen und alle Bewegungen synchron mit der Ein- und Ausatmung ausführen. Dabei den Strom der eingesogenen Luft in der Gaumenhöhle spüren. Höre, wie ein Geräusch, sanft wie Meeresrauschen, im eigenen Kopf entsteht.
2. Einatmung und Ausatmung sollen gleich lang und von gleichem Volumen sein. Bei der sogenannten Ujjayi-Atmung ist der Atem hörbar und daher leichter zu regulieren.
3. Bei Bewegungen, die nach oben gerichtet sind oder den Körper nach vorne öffnen, sollte der Atem einströmen. Der Einatem fließt auf der vorderen Seite des Körpers nach oben, dabei bewegt sich das Zwerchfell nach unten.
4. Bei Bewegungen, die nach unten gerichtet sind oder den Körper nach hinten öffnen, solltest du ausatmen. Der Ausatem bewegt sich auf der Rückseite des Körpers nach unten, das Zwerchfell bewegt sich nach oben.
5. Es wird keine Bewegung vollzogen, ohne eine enge Verbindung mit der Einatmung oder der Ausatmung.
6. Die Qualität des Atems reflektiert die Qualität des Geistes. Wenn der Atem neutral, frei von Präferenzen fließt, wird der Geist die gleiche Qualität aufweisen.
7. Der Übergang von einer Haltung in die nächste sollte mit so wenig Atemzügen wie möglich vollzogen werden.
8. Der Atem sollte niemals angehalten werden, er soll immer fließen. Wenn du dich dabei beobachtest, wie du den Atem anhältst, ist es sinnvoll, die Ursache zu untersuchen.

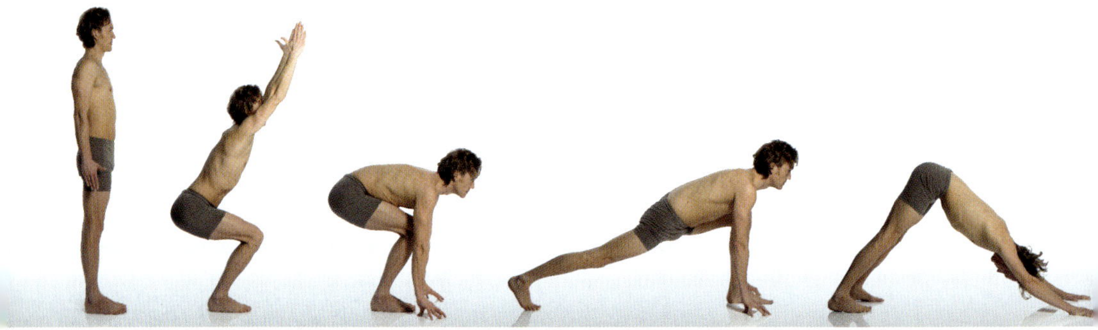

SONNENGRUSS I

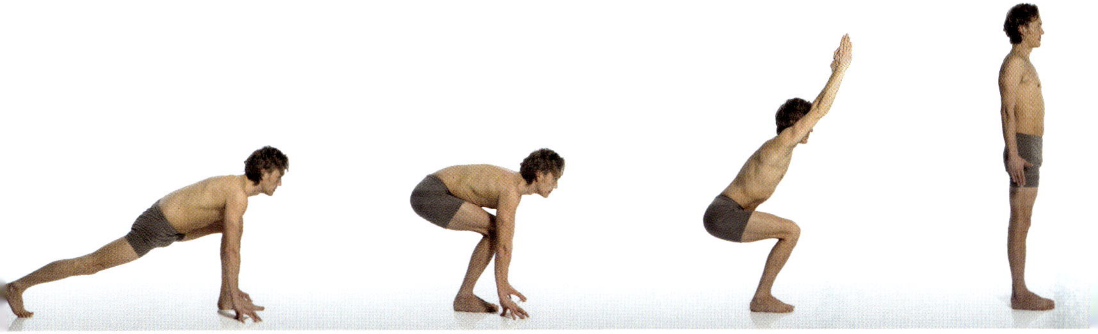

Der Yogi kann die Sequenz der sich wandelnden Momente wahrnehmen. Wenn diese bewusst ist, werden die Vergangenheit und die Zukunft als mit der Gegenwart gleichzeitig erlebt. Aktionen und Folgen werden erkannt und die richtige Sequenz von Handlungen benutzt, um etwas zu erreichen – das ist die Kunst der Vinyasa Krama.

Wenn wir erkennen, dass die Vergangenheit der Erinnerung und die Zukunft der Erwartung gegenwärtige Fakten sind, dann fallen alle Barrieren vor dieser Gegenwart: dem Hier und Jetzt!

Wenn wir beginnen, die Welt als Prozess statt als Objekt zu verstehen, integrieren wir unser Bewusstsein in diesen Veränderungsprozess. Das Wort »vinyasa« ist aus zwei Silben gebildet: »vi« (ausführen) und »nyasa« (bewusst platzieren). Vinyasa meint somit das bewusste Ausführen von Anweisungen in Raum und Zeit. Es bezeichnet die Zusammenstellung einer intelligenten Abfolge von Ereignissen, um ein bestimmtes Ergebnis zu erzielen.

Vinyasa ist das Element, das sämtliche Momente zu einer Sequenz verbindet. Man kann es wie eine Kette aus Kugeln auf einem Faden sehen. Jede Kugel ist ein Moment und der Faden verbindet sie alle und schafft damit Zeit und Raum. Wenn Körperhaltungen als intelligente Sequenz von Handlungen mit der Atmung und einer bewussten Intention verbunden werden, entwickeln sie eine besondere Energie.

Durch Vinyasa wird Surya Namaskar, der Sonnengruß, zu einer einflussreichen Übungssequenz, die Shri K. Pattabhi Jois, ein Yogameister aus Mysore, zufolge sogar geistige Krankheiten heilen kann.

DIE WIRKUNGSWEISE DES SONNENGRUSSES

Der Sonnengruß ist eine vorgegebene Abfolge kontinuierlicher Bewegungen, die die Konzentration auf den Atem lenken. Er sollte immer als Erstes geübt werden, da er Hitze erzeugt und dadurch die Wirbelsäule sowie den restlichen Körper aufwärmt.

Beim Üben des Sonnengrußes können wir beobachten, wie sehr wir uns Veränderungen widersetzen und uns dem natürlichen Fluss entgegenstemmen. Dabei ist es der geregelte Takt der Atmung, der es ermöglicht, uns in der Veränderung sicher zu fühlen, und uns erlaubt, für den Moment unsere Ängste und Glaubensgrundsätze loszulassen.

Wenn wir losgelöst zusehen, wie uns unsere Gewohnheiten, unsere Ängste, unsere Tendenzen zur Annahme oder Ablehnung einer Veränderung verleiten, lernen wir etwas über die Wirkungsweise unseres Unterbewusstseins und die Funktionsweise unseres Verstandes. Sich auf den gegenwärtigen Atemzug zu konzentrieren, sich der Beziehung zur Bewegung bewusst zu sein, wird uns das gewünschte Ergebnis bringen. Ablenkung kann uns vom Weg abbringen. Die meisten Menschen sind mit der Planung der Zukunft oder mit Sorgen über die Vergangenheit beschäftigt. Solange unser Geist so abgelenkt ist, werden wir uns nicht voll und ganz der Gegenwart widmen können.

Es liegt in der Natur der Gedanken, ziellos umherzuwandern. Wir benutzen unseren Atem, die Intention und den Blick, um unsere Konzentration aufrechtzuerhalten und nicht abzuschweifen. Bewusstsein ist der ultimative Mechanismus, um eine Verknüpfung zu erstellen. Daher benutzen wir unseren Atem als Ziel für unsere Aufmerksamkeit, wenn wir uns durch den Sonnengruß bewegen – und erreichen dadurch mehr Bewusstsein. Das bedeutet, jeden Atemzug zu zählen und mit einer Bewegung zu verknüpfen.

TADASANA – DIE BERGHALTUNG

Die Berghaltung ist die Ausgangs- und Endhaltung des Sonnengrußes.

Die Haltung:

1. Stehe aufrecht mit geschlossenen Füßen. Die großen Zehen und die Fersen berühren sich.

Das Gewicht sollte gleichmäßig auf die vier Hauptzonen des Fußes verteilt sein: auf Großzeh- und Kleinzehballen sowie die Ferse und den Bereich zwischen dem Ballen und der Ferse. Man kann den Fuß mit einem Auto vergleichen, dessen Gewicht gleichmäßig verteilt auf den vier Reifen liegt.

2. Die Fußsohlen werden in den Boden gedrückt, der Spann ist gehoben.

Ein Fuß umfasst drei Bögen: einen auf der Innen- (Fußgewölbe) und ei-

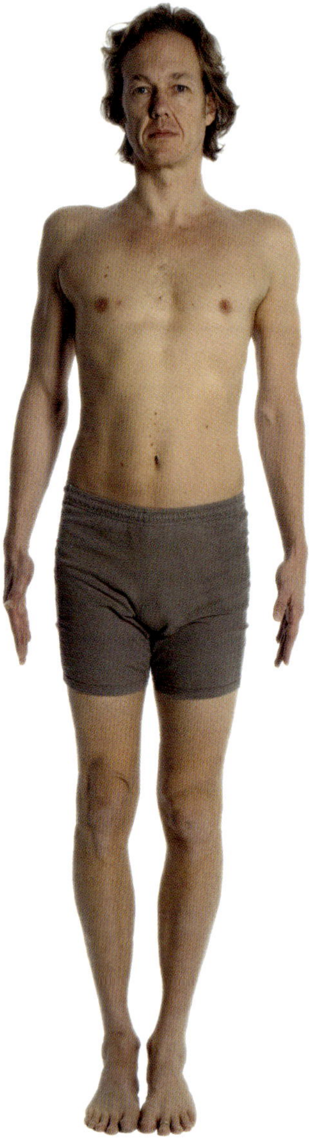

nen auf der Außenseite von der Ferse zu den Zehen und einen zwischen Großzeh- und Kleinzehballen. Sich dieser Bögen in einer Haltung bewusst zu sein und sie zu festigen, ist wichtig, um den Fuß in seiner vollen Funktionsfähigkeit zu erhalten. Ein aktives Fußgewölbe leitet die Energie von den Füßen nach oben.

3. Die Zehen sollen nicht das Körpergewicht tragen, sondern das Gleichgewicht halten. Sie sollten immer gespreizt sein und niemals am Boden zusammengedrückt werden.

4. Die Korrektur der Knöchelstellung beginnt bei den Füßen. Wenn die Energie in den Knöcheln ankommt, kann sie über das Anheben der Zehen weiter nach oben gelenkt werden. Wenn die Schienbeine zwischen Knöcheln und Knien richtig ausgerichtet sind, kann die Energie vom Fuß durch die Knöchel in das Kniegelenk fließen.

5. Es ist charakteristisch für uns Menschen, auf überstreckten Knien zu stehen und dabei das Becken nach vorne kippen zu lassen.

Du solltest die Knie zunächst entspannen und dann die Kniescheiben leicht nach oben ziehen, indem du die vordere Oberschenkelmuskulatur anspannst.

6. Die vordere Oberschenkelmuskulatur muss angespannt und nach oben gezogen werden. Der Oberschenkelknochen muss, ebenso wie der Unterschenkelknochen, genau zwischen das untere und das obere Verbindungsgelenk, also über das Knie und unter die Hüfte gebracht werden. Die Köpfe der Oberschenkelknochen (innere Leistengegend) bewegen sich in Richtung Körperrückseite.

7. Das Becken ist aufgerichtet. Becken und Brustkorb werden auseinandergeschoben.

Die Beuge- und Streckmuskeln der Hüfte stabilisieren das Becken parallel zu Boden und Brustkorb. Wenn du eine Hand auf das Schambein und die andere Hand auf das Steißbein legst und die Kippbewegung des Beckens beobachtest, wirst du die erwünschte Beckenaufrichtung besser nachvollziehen können.

Diese bewusste Stellung des Beckens lenkt die aus den Beinen empfangene Energie nach oben.

8. Der untere Bauch (vom Schambein bis zum Nabel) wird angespannt und nach innen und oben gezogen. Somit wird das Schambein an die richtige Stelle gebracht. Die Flanken sind daran beteiligt, die Energie vom Becken bis zu den Achseln zu leiten. Von einer schmalen Taille aus sollte der Rumpf nach oben hin breiter werden, um den Brustkorb zu stärken und zu stützen. Die Lendenwirbelsäule wird stabilisiert und in die Länge gezogen, indem das Steißbein zum Schambein gezogen wird.

9. Das Brustbein wird angehoben, dabei gehen die Schlüsselbeine auseinander, die freien Rippen werden nach innen gesogen, die Rückseite des Brustkorbs wird geweitet. Die Spitzen der Schulterblätter werden näher zueinandergebracht, um die Brustwirbelsäule zu unterstützen, und nach unten gesenkt. Der Brustkorb und die Achselhöhlen sollten weiter werden.

10. Die Arme zeigen gerade nach unten, die Oberarme sind leicht auswärtsgedreht. Die Handflächen zeigen zu den Oberschenkeln, die Finger sind in Richtung Boden gestreckt und werden ohne Anstrengung zusammengehalten. Die Hand sollte in einer Linie mit dem Unterarm sein und auf einer Höhe mit der Hüfte. Genauso, wie die Streckmuskeln der Zehen durch das Schienbein verlaufen, befinden sich die Streckmuskeln für Handgelenk, Hände und Finger im Unterarm. In-

dem man diese Muskeln anspannt, rückt der Unterarm in eine Linie mit dem Oberarm und der ganze Arm wird gestreckt. Ebenso wie die Kniescheiben sollten auch die Ellbogen nach oben, Richtung Schultern, gezogen werden.

11. Die Schultern sollten weder nach vorne noch militärisch nach hinten gezogen werden, sondern nach außen und unten. Ebenso wie das Becken sollten sich die Schultern in einer Position befinden, die den energetischen Fluss von den Fingerspitzen bis zum Nacken ermöglicht. Zur Bewusstwerdung der Armhaltung kann man die Arme und Handflächen nach außen aufdrehen bis der Daumen nach hinten zeigt. Während die Arme in dieser Haltung bleiben, werden nur die Handflächen zurückgedreht.

12. Der Kopf bildet eine Linie mit der Wirbelsäule. Das Kinn ist parallel zum Boden. Die Halswirbelsäule sollte ihre natürliche Krümmung behalten, ohne zu sehr gedehnt oder gestaucht zu werden. Die Muskeln an der Vorderseite des Halses sollten nie stark kontrahiert werden. Indem man das Kinn nach oben und unten bewegt, kann man eine Haltung in der Mitte finden. Bewegt man das Kinn nach vorne und zurück, wird die richtige Haltung noch bewusster.

13. Entspanne die Augen, richte den Blick nach vorne in die Weite.

Häufige Probleme und Fehlhaltungen:

- Die Zehen sind verkrampft.
- Die Füße sind geöffnet.
- Das Gewicht ist ungleich auf den Füßen verteilt.
- Die Füße sind nicht parallel.
- Die Kniescheiben sind nicht angezogen, die Knie überstreckt.
- Es wird ein Hohlkreuz gebildet, der Bauch wölbt sich zu sehr nach vorne.
- Die freien Rippen stehen zu weit vor.
- Die Schultern sind angezogen oder hängen nach vorne.
- Der Brustkorb und die Schlüsselbeine sind eingefallen.
- Hals und Wirbelsäule sind nicht in einer Linie, das Kinn ist zu weit oben oder unten, der Kopf neigt sich zu sehr nach vorne oder hinten.
- Die Arme sind schlaff oder eingedreht, die Hände verkrampft oder ohne Spannung.
- Die Augen sind verkniffen oder der Blick unkonzentriert.

Hilfsmittel und Hilfestellungen:

1. Sich bei der Haltung mit dem Rücken und den Fersen an die Wand stellen.
2. Haltung auf dem Boden liegend einnehmen, mit den Fußsohlen an der Wand.
3. Einen Gurt um Brustkorb und Schulterblätter legen, um beim Einatmen die Vorderseite des Brustkorbs zu dehnen und zu fühlen, wie die Haltung des Brustkorbs kräftiger und die energetische Qualität der gesamten Asana kraftvoller werden.
4. Während der Haltung einen Block zwischen die Oberschenkel klemmen.

Körperlicher Nutzen:

- kräftigt die Beine;
- richtet die Wirbelsäule aus;
- verbessert Gleichgewicht und Stabilität;
- schult die Konzentration;
- zentriert den Geist;
- betont die Verbindung zur Erde durch Füße und Beine sowie deren Wirkung auf den gesamten Körper und den Geist; die Auswirkungen von nachlässigem Stehen auf Skelett, Muskeln, Nervensystem und innere Organe werden bewusster.

Spiritueller Bezug/Metapher:

Tadasana, der Berg, wurzelt in der Erde und reicht in den Himmel. Durch Vorstellungskraft, zielgerichtete Gedanken und eine feste Überzeugung können wir Berge versetzen. Der Berg verkörpert: Stärke, Stabilität, Bestimmtheit, Ewigkeit, Standhaftigkeit, Würde.

DIE SEQUENZ

1. Ausgangsposition: Tadasana

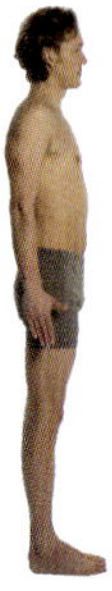

2. Einatmen: Die Knie tief beugen, die Arme seitlich anheben und in großem Bogen nach oben strecken. Die Handflächen zeigen zueinander. Den Kopf leicht in den Nacken legen und zu den Händen schauen.

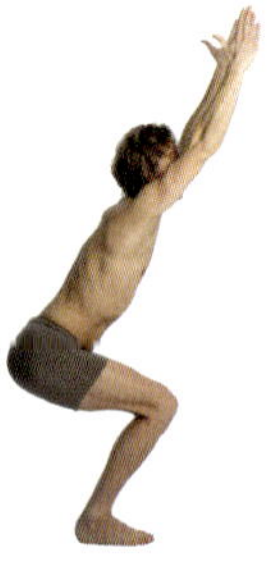

3. Ausatmen: Mit gebeugten Knien und geradem Rücken nach vorne und unten beugen. Mit den Händen den Boden berühren. Das Gewicht auf die Hände verlagern.

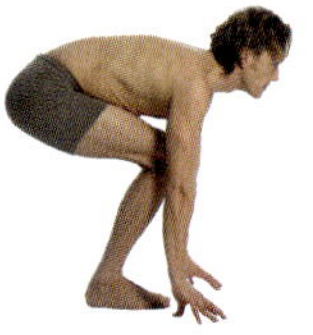

4. Einatmen: Den Oberkörper anheben, bis der Rücken gerade ist. Die Knie leicht gebeugt halten, die Handflächen fest in den Boden drücken und mit dem rechten Bein einen großen Ausfallschritt nach hinten machen.

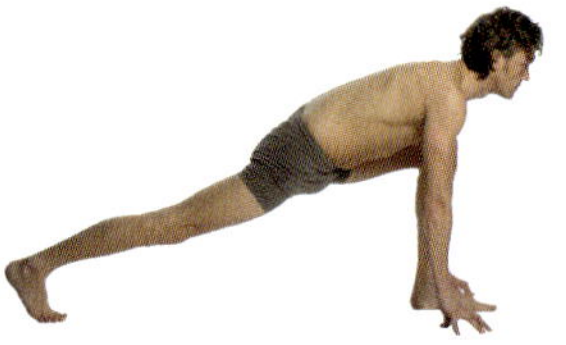

5. Ausatmen: Das linke Bein nachziehen und das Becken bei geradem Rücken nach oben und hinten drücken. Arme und Beine strecken. Den

Kopf locker nach unten hängen lassen. Diese Position fünf Atemzüge lang halten.

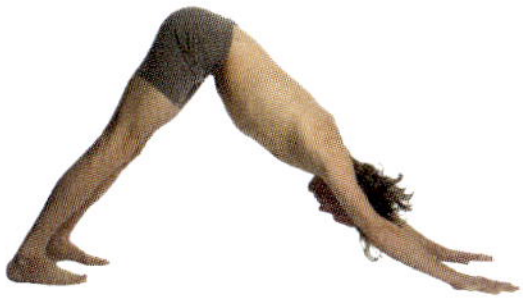

6. Einatmen: Einen großen Schritt mit links nach vorne machen. Den Oberkörper anheben, bis der Rücken gerade ist. Die Handflächen fest in den Boden drücken.

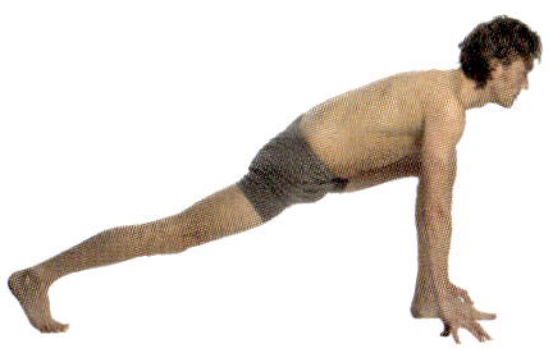

7. Ausatmen: Das rechte Bein mit nach vorne nehmen, den Oberkörper anheben, bis der Rücken gerade ist. Die Knie gerne leicht gebeugt halten, die Handflächen fest in den Boden drücken.

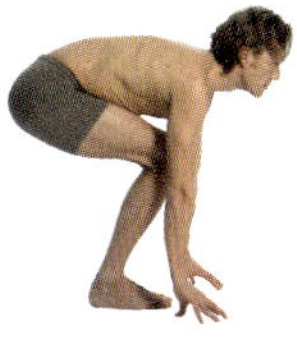

8. Einatmen: Die Beine wieder tiefer beugen. Die Arme seitlich anheben und in großem Bogen nach oben strecken. Den Kopf leicht in den Nacken legen und zu den Händen schauen.

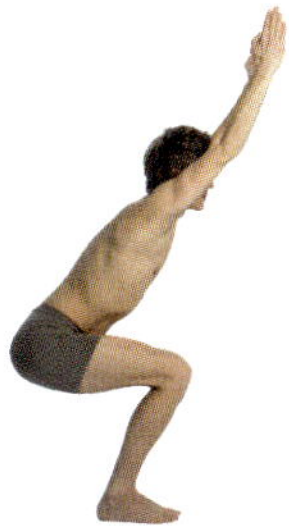

9. Ausatmen: Beine strecken. Die Arme neben den Körper senken. Den Blick geradeaus. Schultern locker lassen und die Abfolge wieder von vorne beginnen. Diesmal das linke Bein zurücknehmen.

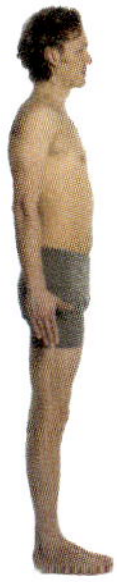

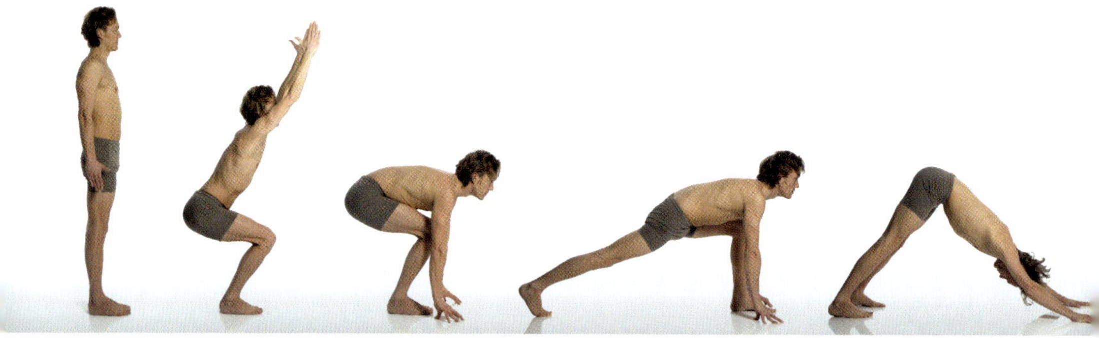

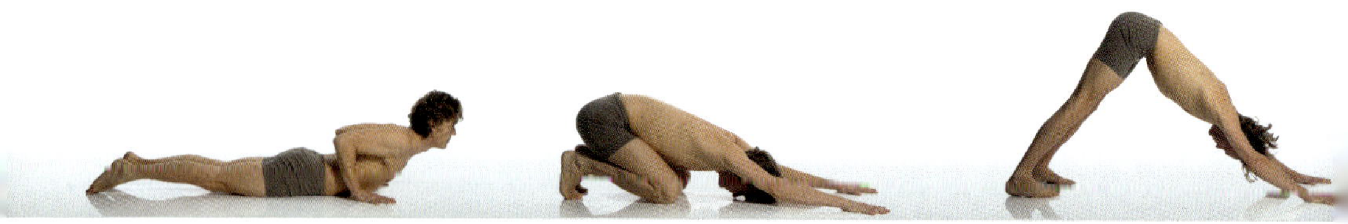

SONNENGRUSS II

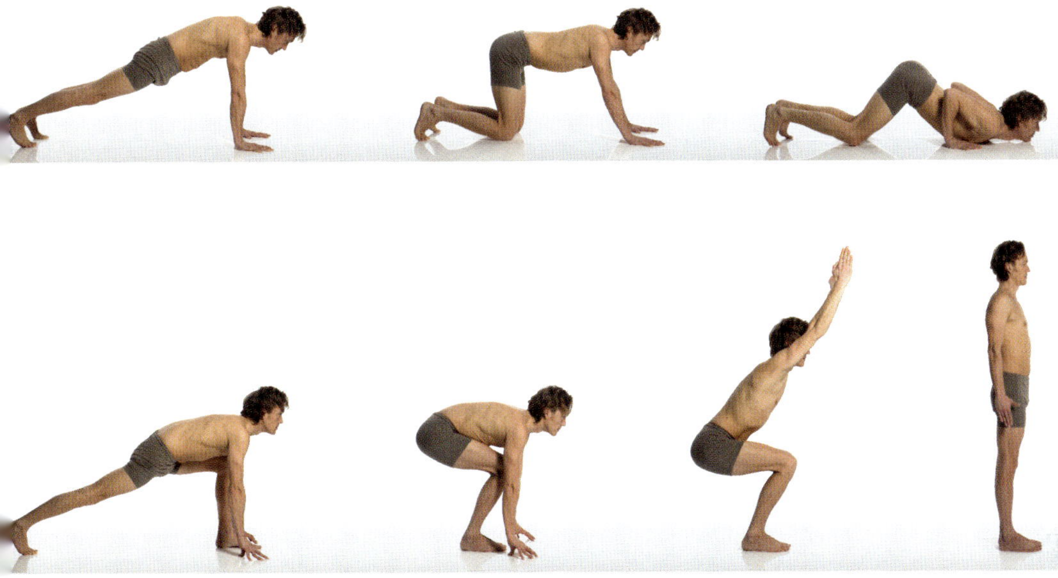

DIE SEQUENZ

1. Ausgangsposition: Tadasana

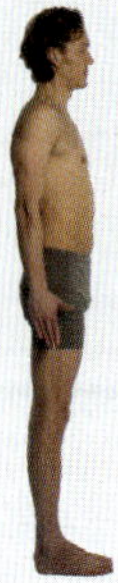

2. Einatmen: Die Knie tief beugen, die Arme seitlich anheben und in großem Bogen nach oben strecken. Die Handflächen zeigen zueinander. Den Kopf leicht in den Nacken legen und zu den Händen schauen.

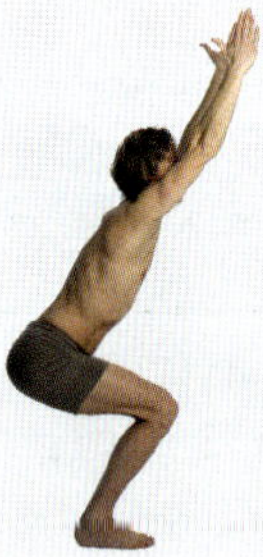

3. Ausatmen: Mit gebeugten Knien und geradem Rücken nach vorne und unten beugen. Mit den Händen den Boden berühren. Gerne die Beine etwas mehr beugen und den Kopf in Richtung Knie ziehen.

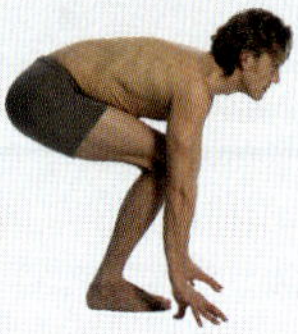

4. Einatmen: Den Oberkörper anheben, bis der Rücken gerade ist. Die Knie leicht gebeugt halten, die Handflächen fest in den Boden drücken und mit dem rechten Bein einen großen Ausfallschritt nach hinten machen.

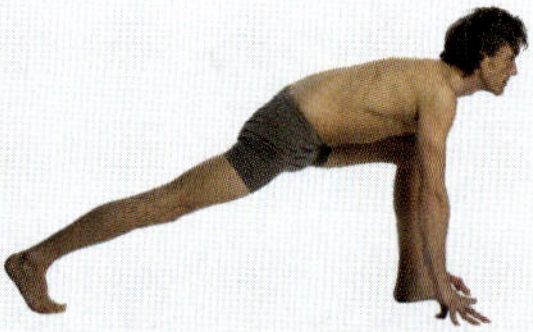

5. Ausatmen: Das linke Bein nachziehen und das Becken bei geradem Rücken nach oben und hinten drücken. Arme und Beine strecken. Den Kopf locker nach unten hängen lassen. Diese Position fünf Atemzüge lang halten.

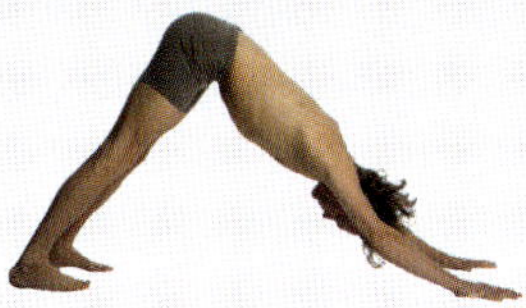

6. Einatmen: Die Arme strecken und den Oberkörper nach vorne schieben in die Brettposition. Die Beine sind gestreckt und fest angespannt, die Fersen schieben aktiv nach hinten.

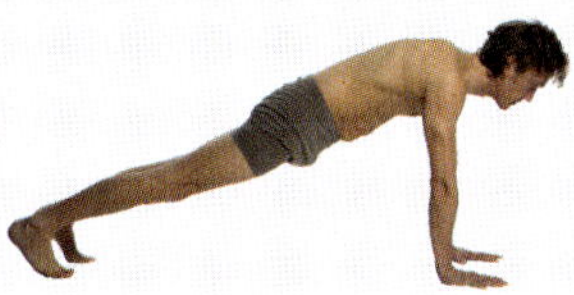

7. Ausatmen: Knie, Brust und Kinn zum Boden senken. Die Zehen bleiben am Boden und sind aufgestellt. Die Arme sind seitlich angewinkelt.

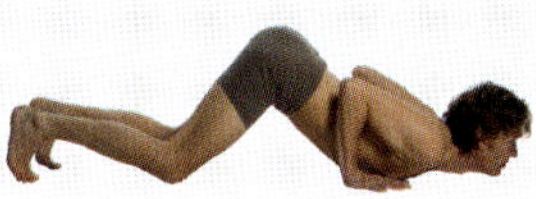

8. Einatmen: Die Zehen in den Boden drücken und den Oberkörper zwischen den Armen nach vorne durchschlängeln, bis die Beine gestreckt sind. Das Schambein gegen die Unterlage pressen, Kopf und Brustkorb anheben.

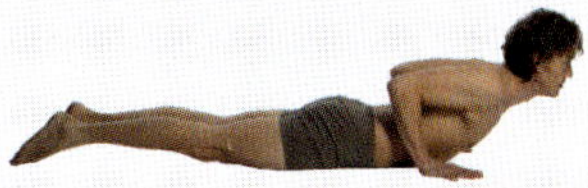

9. Ausatmen: Das Gesäß auf die Fersen schieben, die Beine strecken und das Becken bei geradem Rücken nach oben und hinten drücken.

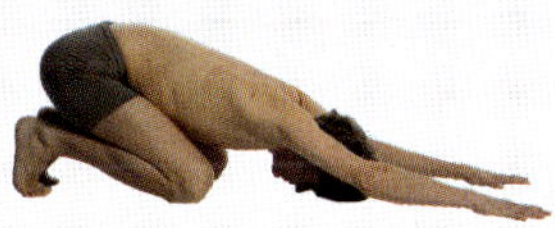

10. Einatmen: Einen großen Schritt mit links nach vorne machen. Den Oberkörper anheben, bis der Rücken gerade ist. Die Handflächen fest in den Boden drücken.

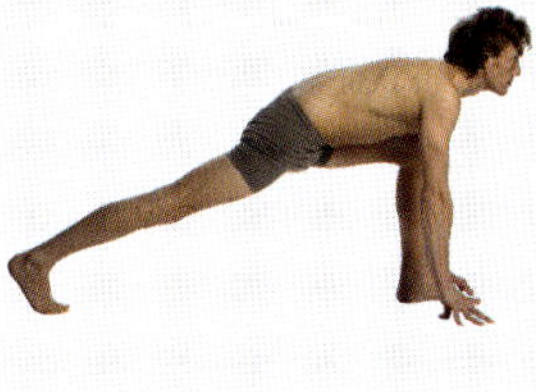

11. Ausatmen: Das rechte Bein nach vorne nehmen, den Oberkörper anheben, bis der Rücken gerade ist. Die Knie gerne leicht gebeugt halten, die Handflächen fest in den Boden drücken.

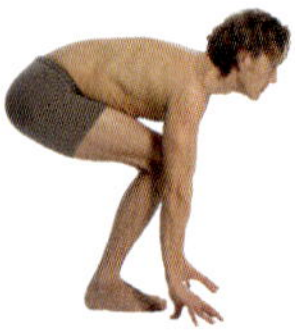

12. Einatmen: Die Beine wieder tiefer beugen. Die Arme seitlich anheben und in großem Bogen nach oben strecken. Den Kopf leicht in den Nacken legen und zu den Händen schauen.

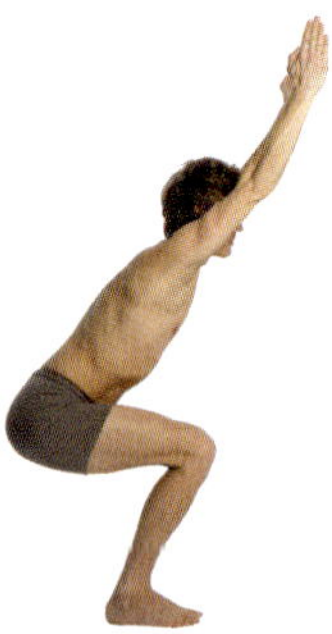

13. Ausatmen: Beine strecken. Die Arme neben den Körper senken. Den Blick geradeaus halten. Schultern locker lassen und die Abfolge wieder von vorne beginnen. Diesmal das linke Bein zurücknehmen.

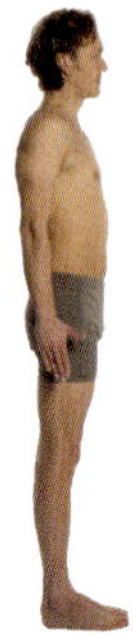

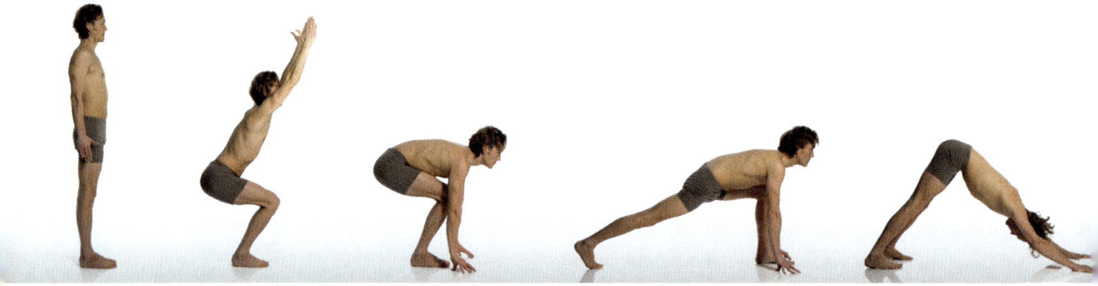

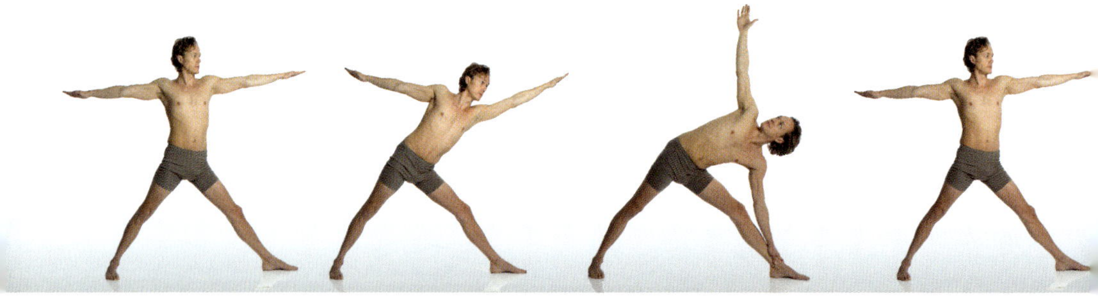

ENERGETISIEREN I

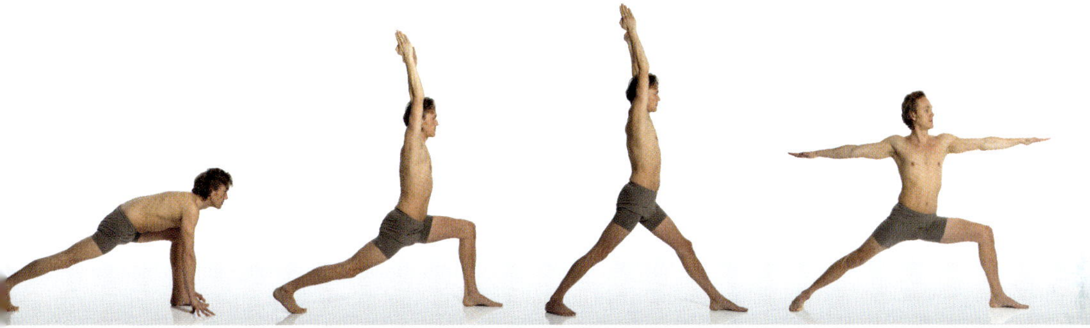

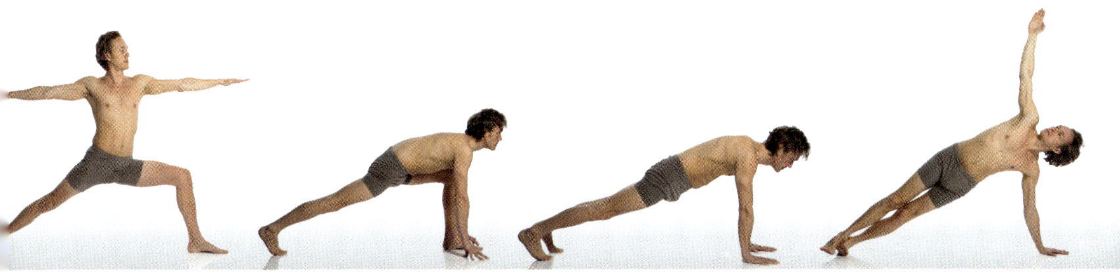

Diese Yogasequenz dient vor allem der Stabilisation des unteren Rückens, des Bauchs und des Schultergürtels. Den Mittelpunkt dieser kraftvollen Übungsreihe bilden Standpositionen und speziell entwickelte Variationen der Kriegerhaltungen. Da beim Sport, etwa beim Laufen, der Oberkörper oft zu kurz kommt, habe ich einige Balance- und Kräftigungsübungen mit aufgenommen. Die Balanceübungen vermitteln Leichtigkeit, Kraft und Beweglichkeit – ein hohes Maß an Körperbeherrschung entsteht. Durch die Kraftübungen werden die Muskeln in den Beinen gestrafft und sowohl Koordinations- als auch Konzentrationsvermögen nehmen zu.

Die Metapher vom Krieger, der seine Gefühle um der Sache willen kontrollieren lernt, taucht schon in der indischen Bhagavad Gita (religiöse Schrift) auf. Die indifferente Ruhe inmitten des Chaos, die bis zur Gelassenheit im Angesicht des Todes geht, gilt vor allem im asiatischen Raum als Zeichen spiritueller Meisterschaft. Das Schlachtfeld existiert jedoch nur im Kopf des Kämpfenden, es ist das von Erfahrungen geprägte Bild der Welt, nicht die Welt selbst. Indem man das Bild als solches anerkennt, gewinnt man die Chance, die dahinterliegende Wirklichkeit deutlicher zu sehen.

Mystiker zeigen am eigenen Beispiel, dass das Ego, das wir mit allen Mitteln verteidigen, diese Mühe nicht wert ist. Sie sind lebende Beweise dafür, dass es nicht immer notwendig ist zu kämpfen. Diese spirituelle Erfahrung macht aus einem Krieger einen Heiligen.

DIE WIRKUNGSWEISE VON STEHHALTUNGEN

Stehhaltungen stellen das Fundament der Yogapraxis dar. Wir können in Stehhaltungen üben, gut geerdet zu sein und auf unseren eigenen Füßen zu stehen. Ohne ein solides Fundament wird alles, was wir darauf aufbauen, instabil.

Die Stehhaltungen kräftigen den Körper und bringen die Gedanken in die Gegenwart. In diesen Übungen liegt der Schwerpunkt der Achtsamkeit auf der bewussten Ausrichtung des Knochengerüsts. Denn erst, wenn unsere Knochen vernünftig zusammenspielen, wir gelernt haben, entspannt zu atmen, und in einer stabilen und bequemen Position verharren können, lässt sich der Zustand des Yoga erreichen.

Allen Stehhaltungen liegt das gleiche Muster des Energieflusses zugrunde: Die Energie steigt an der Vorderseite des Körpers auf und fließt an der Rückseite wieder nach unten. Der Energiefluss und die Stellung der Knochen beeinflussen sich gegenseitig. Nur wenn wir uns bewusst mit dem Boden verbinden und uns tief verwurzeln, können wir die Kraft der Erde empfangen und durch unsere Beine in das Zentrum der Oberschenkelknochen sowie durch unseren ganzen Körper nach oben fließen lassen. Dann werden wir innerlich aufgerichtet.

Die Stehhaltungen wirken alle auf das erste Chakra (Muladhara), sie stellen unsere Verbindung zur Erde in existenzieller Weise auf die Probe, indem wir erst einmal unsere Gliedmaßen ausrichten und uns körperlich in Balance bringen müssen. Ein fester Stand gründet in einer guten Beziehung zu allen Wesen und Dingen.

Wenn wir in einer Stehhaltung nicht im Gleichgewicht sind, so ist meist auch die Beziehung zu unserer Umwelt und unseren Mitmenschen schwierig oder unausgeglichen. Um wieder in Balance zu kommen, müssen wir uns bewusst machen, wie wir mehr Ausgeglichenheit und Harmonie erzeugen können.

Eine gute Voraussetzung für innere Ausgeglichenheit ist eine Lebensauffassung, die uns einerseits anhält, uns zu bemühen und unser Bestes zu geben, andererseits aber auch loslässt von allzu starren Zielvorstellungen und uns »den göttlichen Plan« akzeptieren lässt.

TIPP:

Korrekt ausgeführte Stehhaltungen kräftigen und dehnen die Beine. Energie fließt spiralförmig durch sie hindurch und führt dazu, dass sich die Innenseiten der Oberschenkel nach hinten drehen, sich die Sitzknochen auseinanderbewegen und viel Raum in der Leistengegend entsteht. Ebenso werden die inneren Fußknöchel angehoben und leicht auseinanderbewegt. Wenn sich der Yogaübende mit dieser Spiraldynamik vertraut gemacht hat und sie bewusst einsetzen kann, bewegt er die Knöchel nur noch isometrisch auseinander – es erfolgt nur noch eine energetische, also keine wirklich körperliche Bewegung.

Wichtig:

Die Stehhaltungen werden immer von außen nach innen aufgebaut. Je mehr man sich dem Zentrum des Körpers nähert, desto mehr nimmt die Bewusstheit für die einzelnen Körperteile ab.
In allen Stehhaltungen wird die Verwurzelung durch die Füße erreicht. Wenn die Haltung sich instabil anfühlt, überprüfe immer zuerst die Stellung der Füße. Sie zeigt bereits an, was weiter oben in den Beinen passiert. Wenn etwa das Körpergewicht ungleichmäßig verteilt ist, lehnt sich der Körper zu sehr nach vorne oder hinten.

ADHO MUKHA SVANASANA – NACH UNTEN SCHAUENDER HUND

Die Haltung:

1. Der Körper bildet einen rechten Winkel, bei dem das Gewicht gleichmäßig auf Hände und Füße verteilt ist.
2. Die Füße stehen hüftbreit auseinander, die Beine sind gestreckt wie in Tadasana; die Kniescheiben werden hochgezogen und die Fersen Richtung Boden bewegt.
3. Die Schienbeine drücken nach hinten.
4. Die Sitzknochen sind nach oben gestreckt. Das Steißbein geht Richtung Fersen.
5. Der untere Bauch wird nach innen und oben gezogen.
6. Die freien Rippen werden nach innen bewegt.
7. Die Schulterblätter werden von den Ohren und der Wirbelsäule weggezogen.
8. Die Hände sollten in den Boden gedrückt werden, die Finger sind gespreizt.
9. Die Ellbogen sind gestreckt und werden zu den Schultern gezogen.
10. Das Kinn zeigt Richtung Brustbein, der Nacken ist lang und ent-

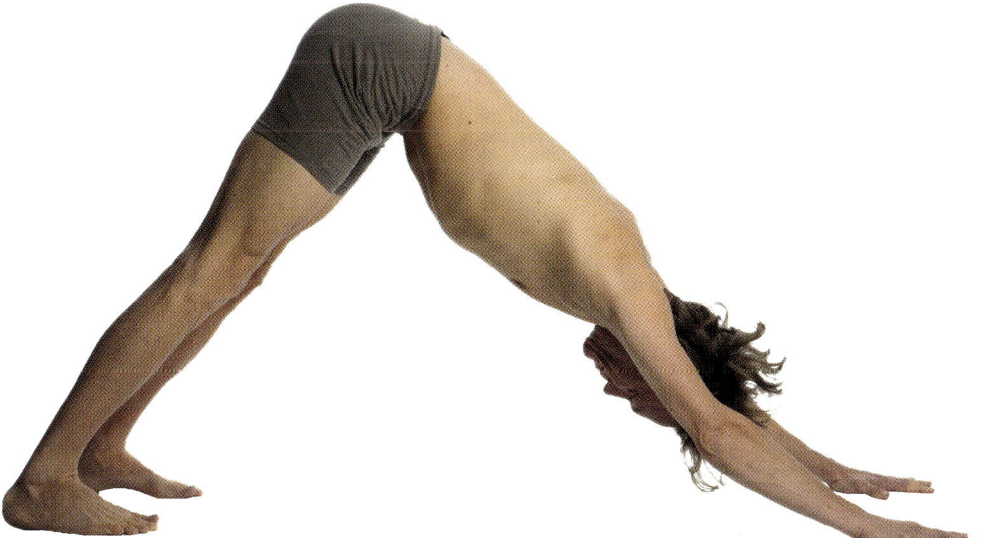

spannt. Der Blick ist auf den Nabel oder zwischen die Füße gerichtet.

Häufige Probleme und Fehlhaltungen:

- Die Hände und Füße sind zu weit auseinander oder zu eng zusammen.
- Hände und Füße sind nicht parallel.
- Das Gewicht ist ungleich verteilt oder Hände und Füße sind gestaucht.
- Die Arme sind gebeugt.
- Die Beine sind nicht gestreckt, die Knie sind überstreckt oder die Kniescheiben locker.
- Die Fersen gehen nicht Richtung Boden.
- Der Rücken ist krumm oder es wird ein Hohlkreuz gebildet, der untere Bauch wölbt sich vor.
- Die Schulterblätter werden zusammen-, in Richtung Wirbelsäule oder zu den Ohren gezogen.
- Der Nacken ist überstreckt, der Kopf nach oben gehoben oder der Blick nach vorne gerichtet.
- Der Blick ist nicht zentriert.

Körperlicher Nutzen:

- regt den Energiefluss an, beseitigt Müdig
- stärkt die Fersen und Knöchel;
- beseitigt Steifheit in den Schultergelenken und öffnet die Schulterblätter;
- verlangsamt den Herzschlag;
- durch die Umkehrhaltung und den angeregten Blutkreislauf wird das Gehirn verstärkt mit Blut versorgt;
- bereitet auf andere Umkehrhaltungen vor.

Vorsicht:

Die Übung ist strapaziös für den unteren Rücken, wenn man zu sehr gebogen ist, oder anstrengend für die Handgelenke, wenn man zu sehr gestaucht ist. Die Füße müssen richtig belastet sein, damit die Fußaußenseiten und die Knöchel keinen Schaden nehmen.

Spiritueller Bezug/Metapher:

In den Umkehrhaltungen steht das Herz über dem Kopf, dem Gefühl wird mehr Bedeutung beigemessen als dem Intellekt.

VIRABHADRASANA II – KRIEGER II

Die Haltung:

1. Die Füße stehen eine Beinlänge auseinander. Der linke Fuß ist um 90 Grad nach außen gedreht, der rechte Fuß um 15 Grad nach innen.
2. Die Ferse des linken Fußes zeigt zur Mitte des rechten Fußes.
3. Das Knie des linken Beins ist im 90-Grad-Winkel gebeugt und befindet sich über dem Fußknöchel, der Oberschenkel ist parallel zum Boden.
4. Das rechte Bein ist gestreckt, die Kniescheibe hochgezogen und auf die Mitte des Fußes ausgerichtet. Das innere Fußgewölbe ist angehoben.
5. Die Sitzknochen sind zusammengepresst, das Steißbein bewegt sich Richtung Boden, die Hüfte ist zur Seite geöffnet.

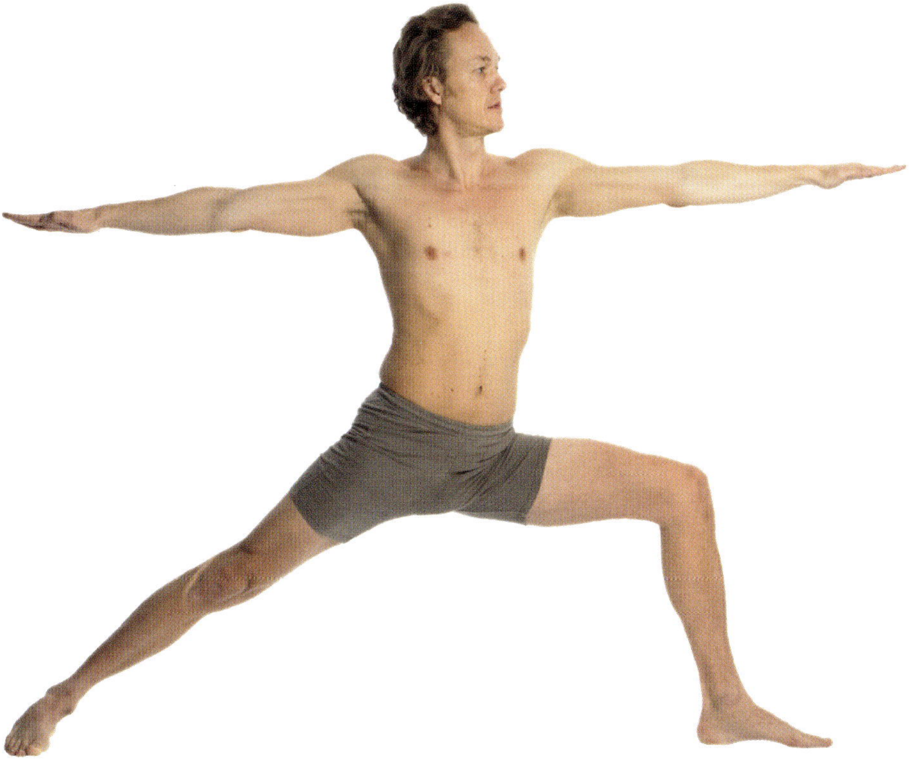

6. Der untere Bauch wird nach innen und oben gezogen und das Schambein angehoben, während der Oberkörper zur Seite geöffnet wird.

7. Die Wirbelsäule ist aufrecht.

8. Die Arme werden auf Schulterhöhe zur Seite gestreckt.

9. Die Schulterblätter werden nach unten gezogen, die freien Rippen entspannen nach innen.

10. Der Brustkorb wird nach oben gestreckt.

11. Der Nacken ist lang, der Blick zur ausgestreckten vorderen Hand gerichtet.

Häufige Probleme und Fehlhaltungen:

- Die Füße stehen zu eng oder sind falsch ausgerichtet.
- Die Zehen sind verkrampft.
- Das vordere Knie ist mehr oder weniger als 90 Grad gebeugt, neigt nach innen oder außen.
- Das hintere Knie ist gebeugt, die Ferse schwebt in der Luft, die Kniekehle gibt nach oder das Fußgewölbe ist nicht angehoben.
- Es wird ein Hohlkreuz oder Entenpopo gebildet, die freien Rippen und/oder der untere Bauch wölben sich nach vorne.
- Die Schultern sind hochgezogen.
- Das Brustbein zieht nach vorne statt nach oben.
- Der Körper ist zu weit nach vorne oder hinten gelehnt.
- Der hintere Arm ist nicht auf Schulterhöhe ausgestreckt.

Körperlicher Nutzen:

- kräftigt die Beine;
- öffnet die Schultern, den Brustkorb und den oberen Rücken;
- stärkt die Gesäßmuskulatur;
- fördert die Ausdauer;
- löst Verspannungen im Nacken, Rücken und in den Schultern.

Vorsicht:

Das vordere Knie driftet gerne aus dem rechten Winkel und befindet sich dann nicht mehr über dem Fußknöchel. Um Knieprobleme zu vermeiden, ist es wichtig, genau auf die Stellung des hinteren Beins, die Hüftdrehung und die Position der Knie zu achten.

Spiritueller Bezug/Metapher:

Das Herstellen von Gleichgewicht in Gegensatzpaaren führt zu Stärke, Ausgeglichenheit und Harmonie.

TRIKONASANA – DREIECKSHALTUNG

Die Haltung:

1. Die Füße stehen eine Beinlänge auseinander. Der linke Fuß ist um 90 Grad ausgedreht, der rechte Fuß ein wenig eingedreht.
2. Die linke Ferse zeigt zur Mitte des rechten Fußspanns.
3. Die Kniescheiben zeigen über das Zentrum des Fußes und sind angezogen.
4. Die Sitzknochen sind zusammengepresst, die rechte Hüfte bewegt sich nach hinten und unten, die linke Hüfte öffnet sich zum Himmel.
5. Das Steißbein bewegt sich Richtung Schambein und das Schambein Richtung Steißbein.
6. Die Wirbelsäule ist parallel zum Boden ausgerichtet, die Taille wird gedehnt. Das Gewicht ist gleichmäßig auf beide Füße verteilt.

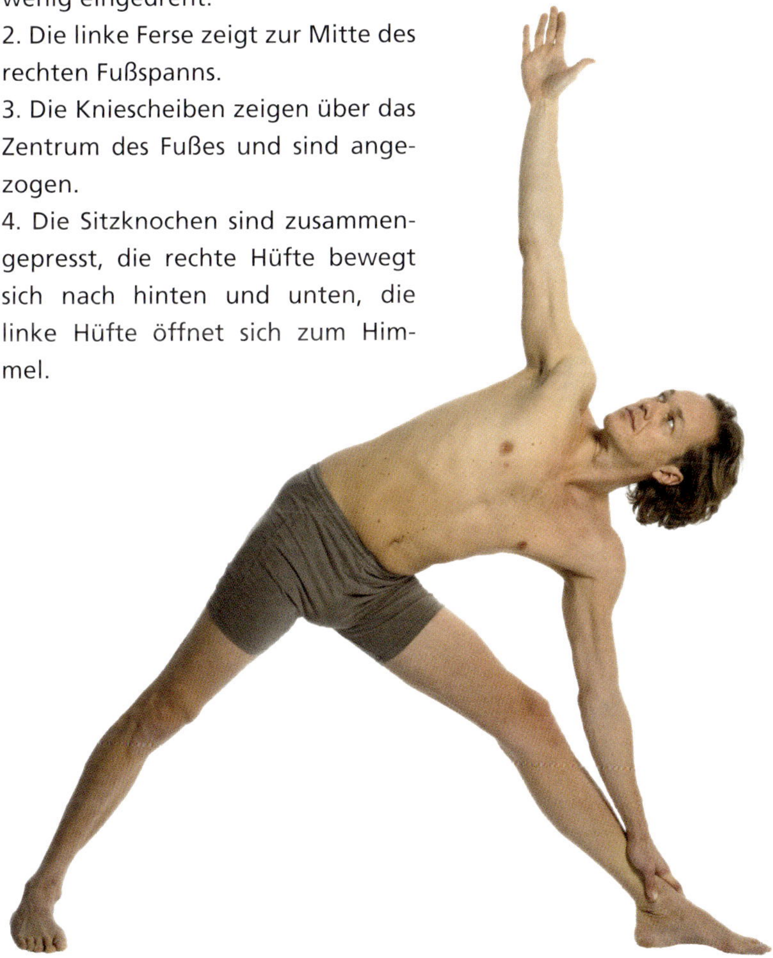

7. Brustkorb und Rumpf öffnen sich zur Seite.
8. Die linke Hand ruht am Schienbein, Boden oder Knöchel, die rechte Hand wird zur Decke gestreckt.
9. Arme und Schultern befinden sich in einer Linie, die Schulterblätter bewegen sich Richtung Kreuzbein, die Schultern werden von den Ohren weggezogen.
10. Kopf und Hals sind in einer Linie mit der Wirbelsäule.
11. Der Blick ist zur rechten Hand gerichtet.
12. Die Finger werden geschlossen gehalten.

Häufige Probleme und Fehlhaltungen:

- Die Füße stehen zu eng oder sind nicht richtig ausgerichtet.
- Die Zehen sind verkrampft.
- Die inneren Fußknöchel sind nicht angehoben oder es liegt zu viel Gewicht auf der Außenseite des Fußes.
- Die Kniescheiben sind zu locker oder die Knie überstreckt.
- Die Kniescheiben zeigen nicht zur Mitte des Fußes.
- Es wird ein Hohlkreuz oder Rundrücken gebildet.
- Es gibt keine Länge in der unteren Flanke des Rumpfes.
- Der Brustkorb zeigt zum Boden.
- Die Schultern sind hochgezogen.
- Der Arm, der nach oben zeigt, neigt zu sehr nach hinten statt gerade nach oben.
- Hals und Kopf bilden keine Linie mit der Wirbelsäule.

Körperlicher Nutzen:

- kräftigt die Beine;
- stärkt und streckt die Wirbelsäule;
- öffnet die Hüfte.

Vorsicht:

Die korrekte Ausrichtung der Füße, Knie und Hüften ist wichtig, um die Knie zu schonen. Die Anspannung des Quadrizeps ist für die richtige Ausrichtung entscheidend.

Spiritueller Bezug/Metapher:

Tri = Dreieck; die Vollkommenheit, die es verkörpert, findet sich in vielen Trinitäten: Psyche, Körper und Geist; Vergangenheit, Gegenwart und Zukunft; Tamas, Rajas, Sattva; Brahma, Vishnu, Shiva; Vater, Sohn, Heiliger Geist; Mutter, Vater, Kind.

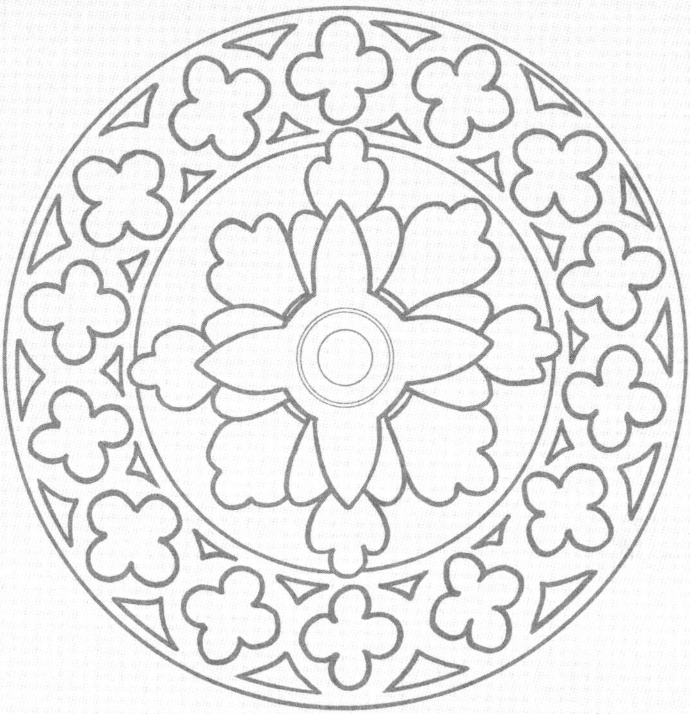

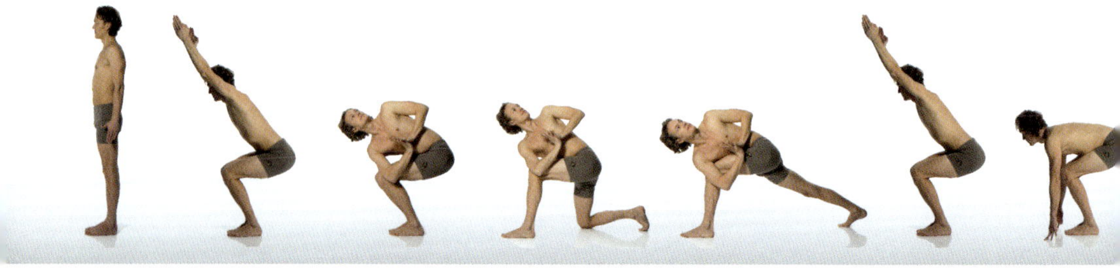

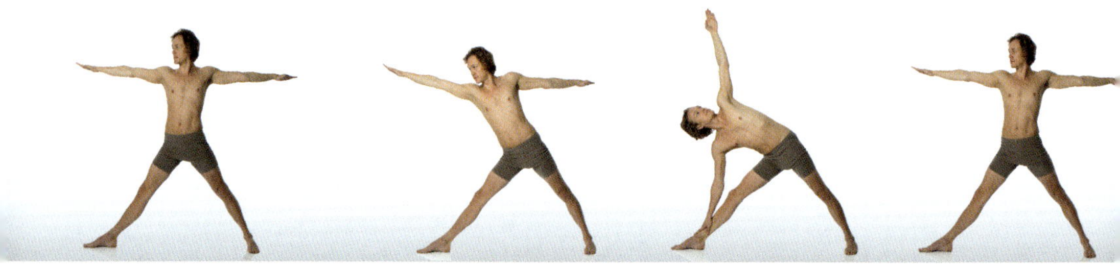

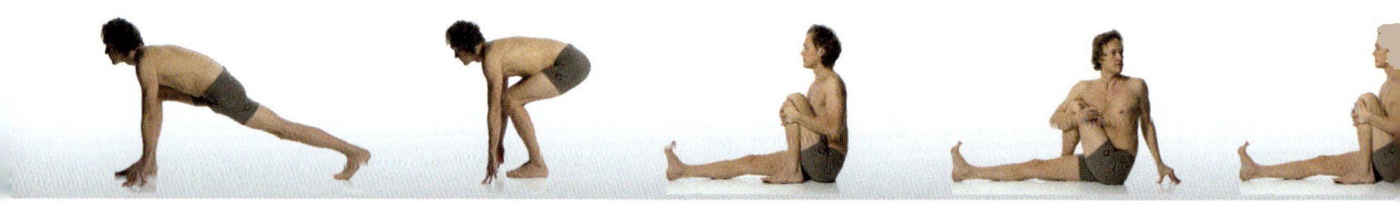

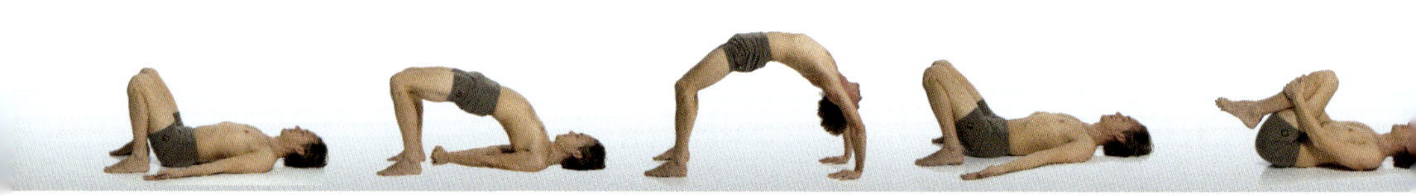

ENERGETISIEREN II

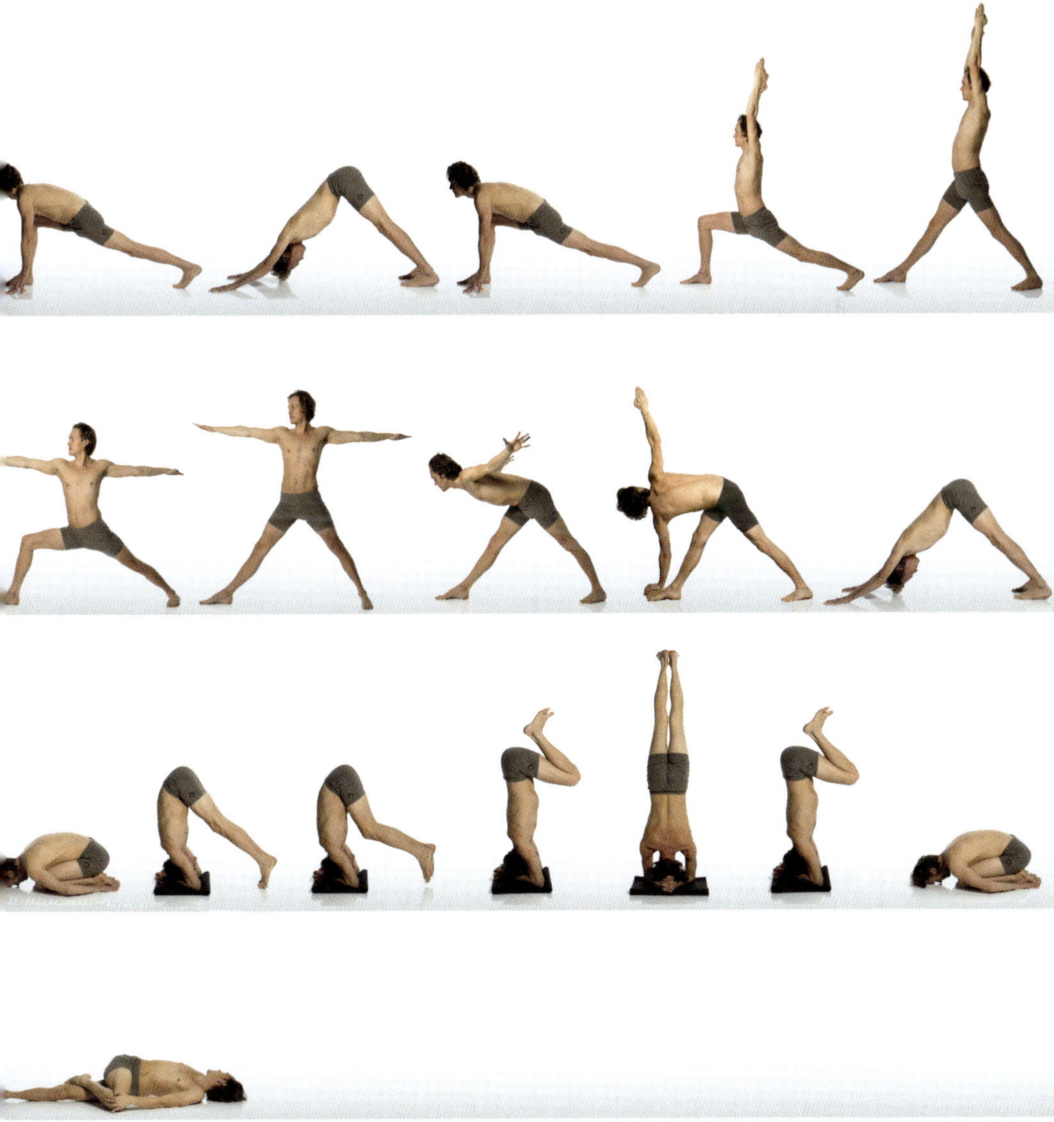

Die nachfolgende Sequenz ist deutlich anspruchsvoller, da hier Erdung und Balance vorausgesetzt werden. Sie kann von Fortgeschrittenen für sich oder auch direkt im Anschluss an die erste Übungsreihe praktiziert werden.
»Energetisieren II« kombiniert einige Drehungen im Stehen und Sitzen, um den Brustbereich bei stabilem Becken zu mobilisieren, und stellt uns erstmals auf den Kopf. Es setzt des Weiteren sowohl auf eine gezielte Dehnung der Vorderseite des Körpers als auch auf eine Mobilisierung und Stabilisierung der unteren Rückenmuskulatur. Dadurch wird die gesamte Wirbelsäule bewegt, entlastet und gekräftigt.
Da die Sequenz sehr lang ist, habe ich sie der Übersicht halber in drei Abschnitte unterteilt.

TEIL 1

Drehungen brauchen ein solides Fundament: Das Steißbein und das Becken sollten stabil sein, sodass die Lenden-, Brust-, und Halswirbelsäule sich öffnen können. Parivritta – der Sanskrit-Begriff, der sich auf die Rotation in einer Position bezieht – bedeutet wörtlich »sich herumbewegen«, was wiederum impliziert, dass wir eine starke Mitte haben müssen, um die wir uns drehen.

DIE WIRKUNGSWEISE VON DREHUNGEN

Die folgende Übungssequenz stärkt Beine, Po und Rücken und ist somit eine wirksame Hilfe bei Rücken- und Kopfschmerzen sowie bei Steifheit im Nacken- und Schulterbereich. Drehungen erhöhen zudem die Verdauungskraft. Sie stimulieren die Nebennieren und die Bauchspeicheldrüse und erlauben so eine effizientere Insulinproduktion, die zur Verarbeitung von Zucker und anderen Nahrungsmitteln benötigt wird. Drehungen kräftigen und reinigen die Leber, die Milz, die Nieren, den Magen, den Dünndarm und den Dickdarm. Als würde ein Handtuch durch Auswringen von überschüssigem Wasser befreit werden, üben Drehungen Druck auf diese Organe aus und erlauben ihnen so, unnötige und oftmals schädliche Toxine auszuscheiden. Die Wirbelsäule wird beweglich und die Hüften ge-

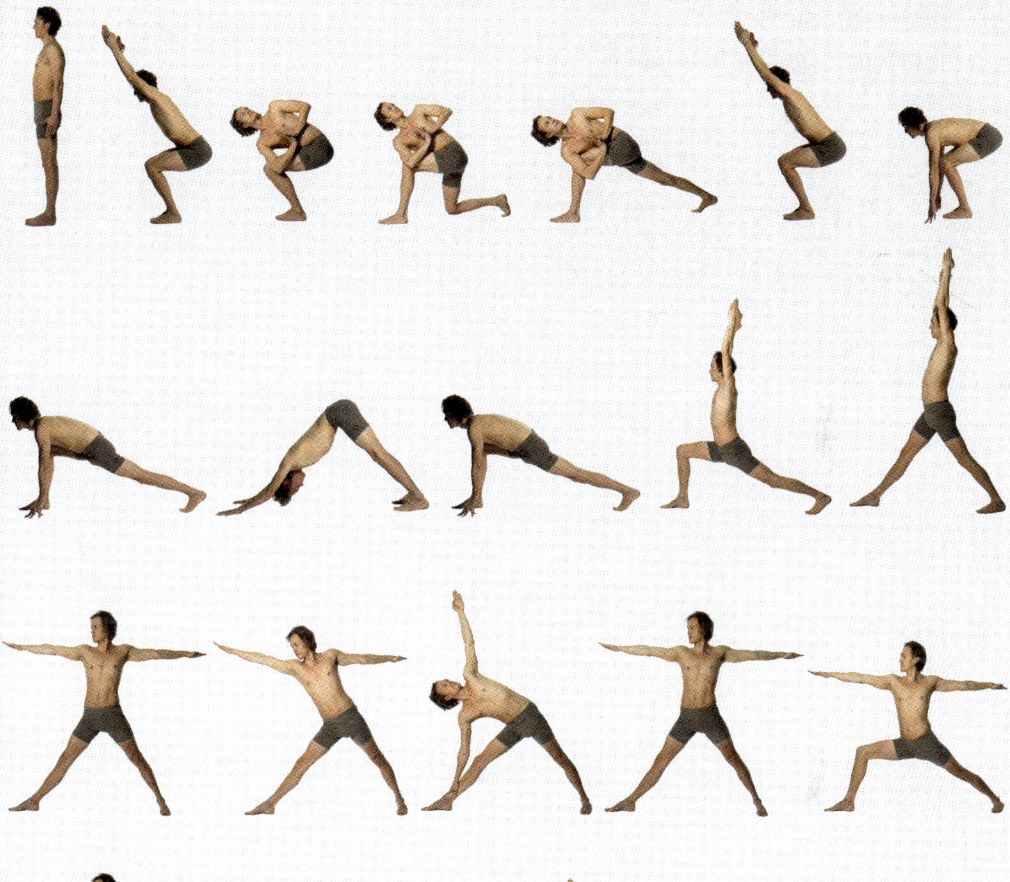

schmeidig. Außerdem steigern Drehungen, Umkehrhaltungen und Rückbeuen die Lebenskraft. Kundalini, die in uns schlummernde spirituelle Energie, wird erweckt.

Drehungen sind »neutralisierende« Haltungen und können zum Aufwärmen, zur Vorbereitung von Vorwärtsbeugen oder zur Lockerung nach Rückwärtsbeugen eingesetzt werden.

Durch Drehungen können wir das Ego und den Verstand entschrauben. Der Bereich unserer Wirbelsäule, der am meisten durch die Drehung beeinflusst wird, ist die Lendenwirbelsäule, vor allem im Bereich des dritten Chakras: Manipura.

Manipura bedeutet übersetzt »Stadt der Juwelen«. Durch Drehungen reinigen wir unsere Körpermitte so weit, dass nur noch die strahlenden, klar scheinenden Edelsteine zurückbleiben. Gefühle wie Eifersucht, Stolz, Angst, Wut, Faulheit, Lust usw. blockieren oft unsere spirituelle Weiterentwicklung. Doch diese Emotionen können neutralisiert werden, indem man das dritte Chakra aktiviert, und die Energie, die diese Eigenschaften nährt, kann so gereinigt und transformiert werden.

Es ist wichtig, den Oberkörper immer zuerst nach rechts zu drehen. Drehungen nach rechts stimulieren die aufsteigenden und quer verlaufenden Teile des Darms. Drehungen nach links stimulieren die quer verlaufenden und die absteigenden Teile und erhöhen die natürliche Peristaltik des Darmes. Die spiralförmig aufsteigende Energie hat einen direkten Einfluss auf die Leber und die Thymusdrüse. Durch den im Twist gehaltenen Rumpf massiert jeder Atemzug die inneren Organe und die Muskulatur.

TIPP:

Nach dem Üben ist eine Drehung im Liegen eine gute Möglichkeit, den Rücken zu entspannen. Je höher man dabei die Knie zur Achselhöhle zieht, desto größer wird die dehnende Wirkung auf den oberen Rücken. Drehungen im Stehen sollten dagegen nur dann ausgeführt werden, wenn der ganze Körper vorher mit einigen Sonnengrüßen und einem Satz Stehhaltungen aufgewärmt wurde. Dann sind sie ein kraftvolles und zugleich heilsames Werkzeug, um verspannte Rückenmuskeln zu entspannen.

Wichtig:

Mindestens zwei Stunden vor dem Yoga nichts essen. Gerade Drehbewegungen sind mit leerem Bauch viel effektiver.

Außerdem sollte darauf geachtet werden, niemals vor lauter Konzentration den Atem anzuhalten. Wie schon beschrieben, ist es entscheidend, die Bewegung mit dem Atem zu verbinden. Erst den Rücken mit einer Einatmung lang ziehen und dann mit einer Ausatmung langsam und vorsichtig in die Drehung gehen. Auch während sich der Körper in der Drehung befindet, ist es notwendig, tief zu atmen. Dadurch wird einerseits Druck ausgeübt und andererseits für Dekompression gesorgt.

PARIVRITTA TRIKONASANA – GEDREHTES DREIECK

Die Haltung:

1. Es wird in Trikonasana begonnen (siehe S. 65 ff.) . Die linke Hand ruht am linken Schienbein oder Knöchel. Der rechte Arm ist nach oben ausgestreckt. Nun wird das Becken in Richtung vorderes Bein gedreht und der Oberkörper über die Mitte hinaus zur anderen Seite. Der hintere Fuß kann, falls nötig, ein wenig mehr eingedreht werden.

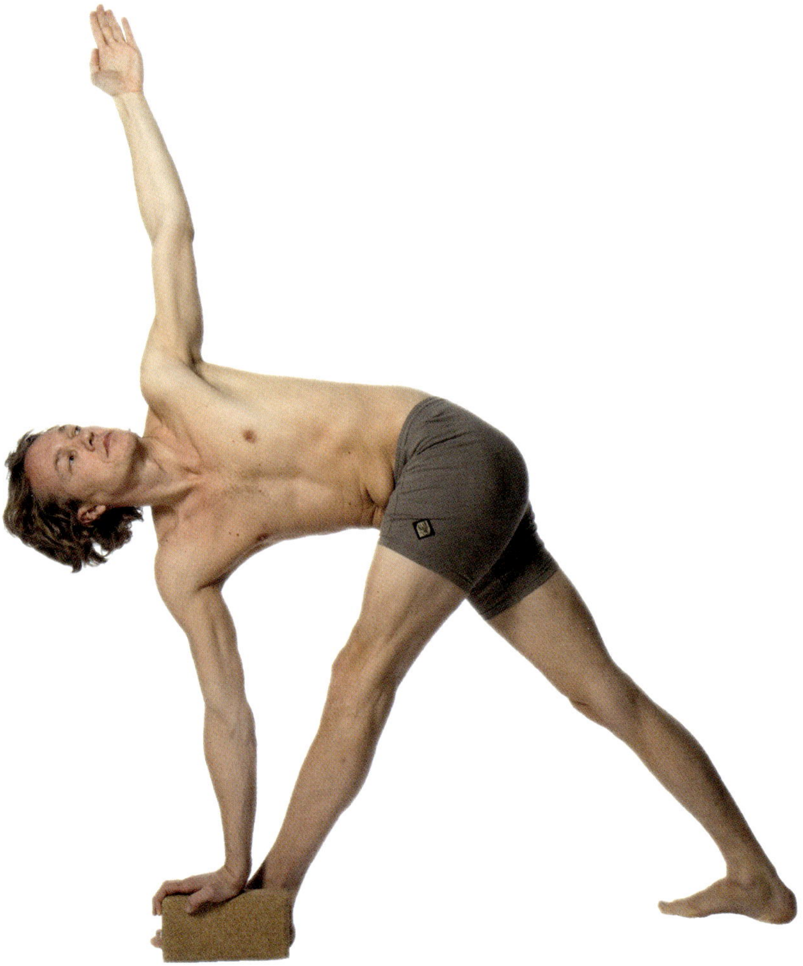

2. Der Hüftbeuger des linken Beines zieht nach hinten und hält so die Hüften parallel. Die Leiste bleibt weich.
3. Die linke Ferse ist in einer Linie mit dem Mittelpunkt des rechten Fußes. Die rechte Ferse ist am Boden.
4. Die Beine sind stark und gestreckt.
5. Die rechte Hand wird auf das Schienbein, den Boden oder Knöchel gedrückt. Der linke Arm wird gerade zur Decke gestreckt.
6. Der Blick führt an den Fingerspitzen vorbei nach oben.

7. Die Schulterblätter werden nach hinten gezogen, Brustkorb, Rippen und Achselhöhlen gedehnt.
8. Kopf und Nacken sind in einer Linie mit der Wirbelsäule.

Häufige Probleme und Fehlhaltungen:

- Falsche Fußstellung oder zusammengefallene Fußgewölbe.
- Die hintere Ferse hebt sich vom Boden.
- Die Beine sind nicht aktiv, die Knie gebeugt.
- Die untere Hand erreicht den Boden nicht.
- Das Becken ist verdreht.
- Der Brustkorb ist zusammengesunken.
- Das gesamte Gewicht ruht auf dem vorderen Fuß.
- Der obere Arm wird zu weit nach hinten gezogen.

Hilfsmittel und Hilfestellungen:

1. Der rechte Arm kann auch gegen das Bein drücken, um der Position Stabilität zu verleihen.
2. Es kann auch ein Block unter die Hand gelegt werden.
3. Mit der Ausatmung in die Position kommen, mit der Einatmung stabilisieren, wiederum mit der Ausatmung vertiefen.

Körperlicher Nutzen:

- kräftigt Oberschenkel, Waden, die hintere Seite des Oberschenkels und den Quadrizeps;
- erhöht die Blutzufuhr im unteren Bereich der Wirbelsäule und sorgt für einen verbesserten Kreislauf;
- kräftigt Wirbelsäule und Hüfte;
- dehnt und weitet den Brustkorb;
- belebt die inneren Organe;
- stärkt den Nacken.

Spiritueller Bezug/ Metapher:

Der Angst vor dem Fallen, wenn wir die Balance verlieren, wird entgegengewirkt, indem man sich tiefer in die Position hineindehnt, nicht indem man sich kleiner macht. Wenn alle dynamischen Aspekte der Position ausgeglichen sind, dann wird perfekte Balance erreicht. Die drei Ecken des Dreiecks sind wie Brahma, Vishnu und Shiva und die Drehung ist die spiralenförmige Kundalini, die erwacht ist und aufzusteigen beginnt.

ARDHA MATSYENDRASANA – DREHSITZ

Die Haltung:

1. Das rechte Bein liegt ausgestreckt auf dem Boden. Das Bein ist aktiv, die Zehen werden zum Körper hingezogen.
2. Das linke Bein wird angewinkelt und der linke Fuß an der Außenseite des rechten Knies am Boden platziert.
3. Beide Sitzknochen sind am Boden.
4. Der rechte Arm umfasst das linke Knie. Mit dem linken Arm hinter dem Becken abstützen.
5. Der Rücken ist gerade. Der Oberkörper wird zur linken Seite gedreht. Die Drehung beginnt am Nabel, nicht im Becken.

Häufige Probleme und Fehlhaltungen:

- Der Fuß des ausgestreckten Beines drückt nicht in den Boden.
- Das Knie des ausgestreckten Beines ist angehoben.

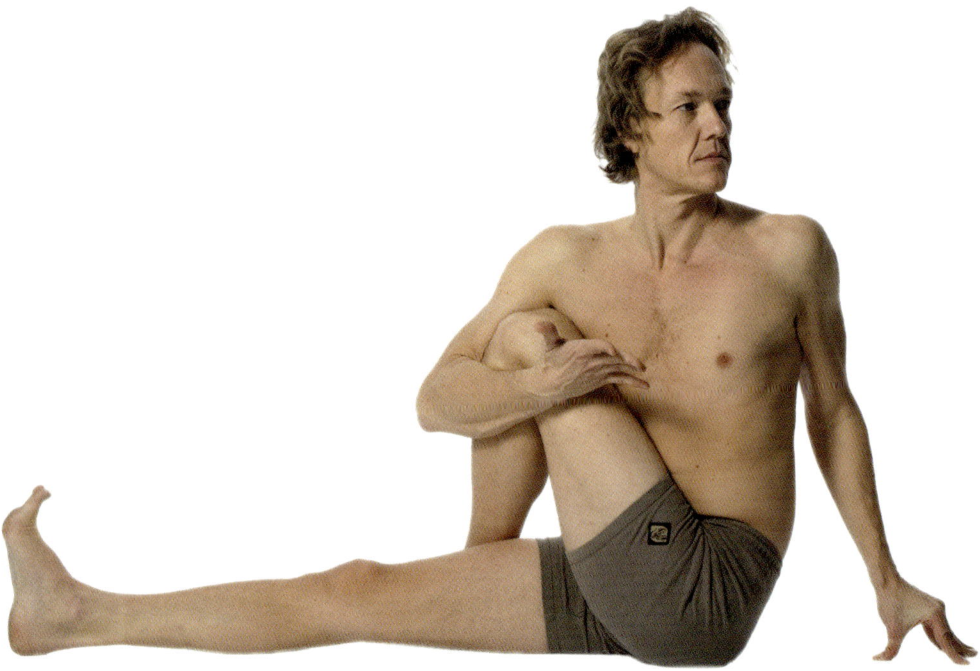

- Das Becken ist gekippt oder verdreht, das Gesäß angehoben.
- Die Schultern sind zusammengesunken oder angezogen.
- Der Oberkörper ist nicht aufrecht.
- Die Halswirbel drehen nicht mit dem Rest des Oberkörpers.

Körperlicher Nutzen:

- lindert Rückenschmerzen;
- kräftigt Leber und Milz;
- reinigt und entgiftet die inneren Organe;
- lockert die Schultern;
- aktiviert die Peristaltik in Dünn- und Dickdarm.

Spiritueller Bezug/Metapher:

Matsyendra ist der Lord der Fische, halb Fisch, halb Mensch. Die Form des Körpers in dieser Position spricht für den Namen. Die überkreuzten Beine verkörpern den Fischschwanz und der Oberkörper den Torso und den Kopf eines Menschen. Das kräftige Symbol für die Verknüpfung von Fisch und menschlichem Wesen spiegelt sich in der DNA-Doppelhelix in den ausgeglichenen gegensätzlichen Spiralen.

TEIL 2

Laufend werden wir mit Neuem konfrontiert und so manches, was täglich auf uns einströmt, scheint recht bedrohlich. Gerade dann, wenn unsere persönliche Ordnung aus den Fugen zu geraten droht. Ordnung ist jedoch immer nur ein vorübergehender Zustand. Umkehrhaltungen lehren uns Gelassenheit, Konzentration und Präsenz – selbst dann, wenn alles wieder einmal drunter und drüber geht.

Umkehrhaltungen helfen uns, die vielen Systeme des Körpers in ein harmonisches Gleichgewicht zu bringen, dazu gehört vor allem der Geist. Die Nützlichkeit der Umkehrhaltungen beschränkt sich nicht allein auf den physischen Körper, sondern auch auf die geistige Ruhe und unser spirituelles Wachstum. Die Praxis der Umkehrhaltungen kann zur Selbsterfahrung führen. Wenn wir unseren Körper auf den Kopf stellen, ermöglicht uns dies, die Vorteile anderer Denkweisen zu erleben. Alles, was du als normal ansiehst, wird umgedreht. Du wirst aufgefordert, deine Intelligenz und deine natürliche Weisheit zu akti-

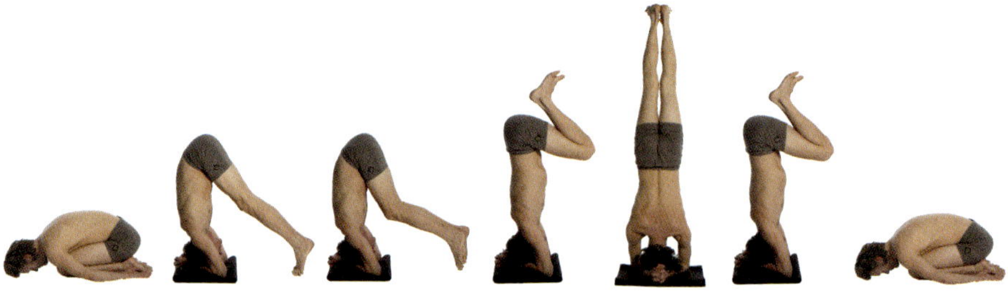

vieren. Du musst deinen weltlichen Körper loslassen und dich mit Glauben in die Arme des Größeren sinken lassen.

Der Kopf wird zum »Sitz« – der Asana. Umkehrhaltungen bringen uns zurück zur Erfahrung der Schöpfung, der Geburt und zu Brahma.

DIE WIRKUNGSWEISE VON UMKEHRHALTUNGEN

Jede Haltung, bei der der Kopf tiefer ist als das Herz, wird als Umkehrhaltung bezeichnet. Es wird angenommen, dass der Verlauf der Zeit mit der aufrechten Haltung in Verbindung steht und durch eine Umkehrung der Position der Alterungsprozess verlangsamt werden kann. Die Liste der positiven Effekte ist lang. Umkehrhaltungen beseitigen Müdigkeit und Trägheit, lindern Kopfschmerzen und Migräne, verhindern das Ergrauen und Ausfallen der Haare, verstärken die Vitalität des Gesichtes, reduzieren Leiden an Augen, Nase und Hals, mildern Verdauungsstörungen, Verstopfung und Diabetes, gleichen Unstimmigkeiten der inneren Organe aus, korrigieren Fehlfunktionen der Sexualorgane, verkleinern Varizen und Hämorrhoiden, erleichtern Rheumatismus, tragen zur Überwindung von Depressionen bei, lösen Verspannungen und Angstzustände, helfen bei Schlaflosigkeit und erleichtern generelle psychische Probleme.

Wichtig:
Wie bei den Stehhaltungen muss bei den Umkehrhaltungen die Verbindung zur Erde solide und fest sein. Gleichzeitig muss sich der Übende, um die Standhaftigkeit/Festigkeit zu erreichen, energetisch nach oben bewegen. Energie beginnt in mindestens in zwei Richtungen zu fließen. Umkehrhaltungen werden mit dem Einatmen ausgeführt. Die Einatmung verleiht ein Gefühl der Schwerelosigkeit und Leichtigkeit, das die Bewegung unterstützt. Viele Umkehrhaltungen sind neutrale Asanas, wie zum Beispiel der nach unten schauende Hund, und können jederzeit ausgeführt werden. Einige Umkehrhaltungen sind gut für den Anfang einer Stunde, da sie viel Energie/Krafteinsatz benötigen, zum Beispiel der Handstand. Außerdem erzeugen sie eine große Menge an Hitze im Körper. Wieder andere Umkehrhaltungen, wie der Kopfstand, sind eine gute Vorbereitung für die Meditation, deshalb werden sie gegen Ende einer Stunde ausgeführt.

BHEKI – KLEINKINDHALTUNG

Bheki ist eine gute Vorbereitung für den Kopfstand und bietet zusätzlich eine stabilisierende Erholung nach der Umkehrhaltung.

Die Haltung:
1. Beginne auf den Fersen sitzend, die Zehen zeigen nach hinten.
2. Beuge dich nach vorne, der Brustkorb ruht auf den Oberschenkeln und die Stirn berührt den Boden.
3. Die Arme liegen neben dem Körper, die Handflächen zeigen nach oben.
4. Die Schultern sinken nach unten und vorne.

Körperlicher Nutzen:
- stabilisiert auf einer tiefen Ebene;
- schafft Abhilfe bei Blähungen;
- öffnet die Knie und Hüftgelenke;

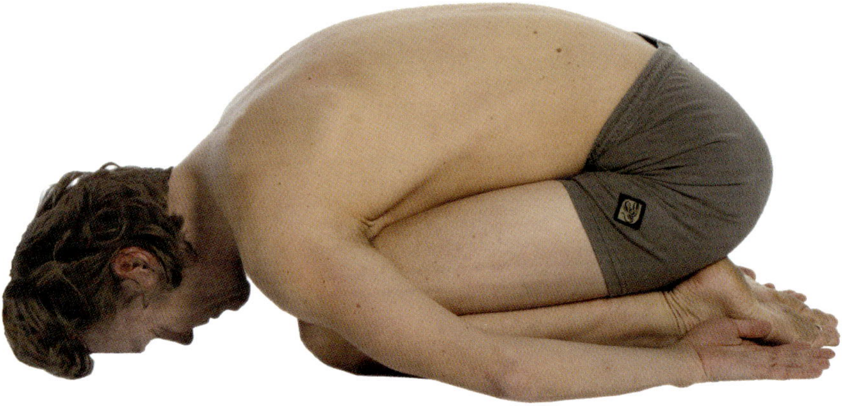

- dehnt die Vorderseite der Beine und unterstützt den Oberkörper;
- streckt die Wirbelsäule;
- entlastet bei Schmerzen im unteren Rücken.

Spiritueller Bezug/Metapher:
Bheki verkörpert die Wiedergeburt durch die Erfahrung der Embryonalhaltung.

SALAMBA SIRSASANA – KOPFSTAND

Die Haltung:
1. Die Unterarme liegen auf dem Boden und pressen nach unten, die Ellbogen sind schulterbreit auseinander.
2. Die Spitze des Kopfes ruht in der Nähe des Haaransatzes auf dem Boden.
3. Die Finger sind hinter dem Kopf verschränkt.
4. Der Körper ist mit den Beinen aufgerichtet, die Kniescheiben und Oberschenkelmuskeln bewegen sich in Richtung Kopf, Steißbein und Schambein wandern aufeinander zu.

5. Die großen Zehen und die Fersen berühren sich, die Füße möglichst parallel zum Boden halten, die Fußballen sind nach oben gerichtet.
6. Die Schulterblätter werden den Rücken entlang Richtung Steißbein gezogen.
7. Die vorderen Rippen ziehen in Richtung Hüfte, die hinteren Rippen dehnen sich aus. Die Hüfte wird in die Länge gezogen.
8. Der untere Bauch hebt sich nach oben (in Richtung Kopf) und innen.
9. Die Halswirbel bleiben in normaler Krümmung. Das Kinn ist parallel zum Boden.
10. Die Augen sind entspannt, der Blick neutral in Richtung Horizont gerichtet.

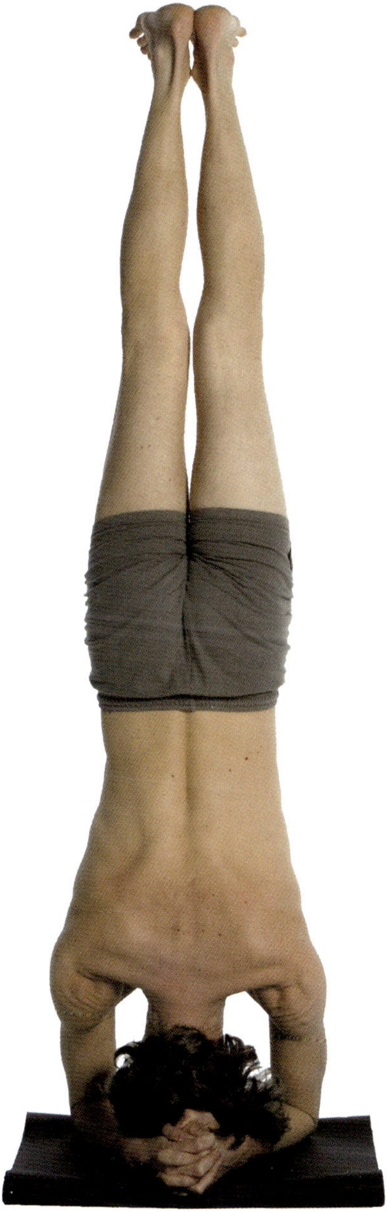

Das Einnehmen der Haltung:
1. In der Kleinkindhaltung ausatmen.
2. Mit dem Einatmen die Spitze des Kopfes aufstellen, die Finger verschränken und die Hüften heben.
3. Ausatmen und mit den Füßen nahe zum Kopf laufen.
4. Einatmen, die Knie zur Brust beugen und den Körper Richtung Decke heben.
5. Ausatmend zurück zum Boden kommen.

Häufige Probleme und Fehlhaltungen:

- Der Körper ist übertrieben gebogen oder kippt seitlich.
- Die Hüfte ist schief, der untere Rücken zusammengezogen.
- Die Schultern sinken nach unten oder Richtung Halswirbelsäule.
- Die Ellbogen sind zu weit voneinander entfernt.
- Die Finger sind nicht fest verschränkt, Hände und Unterarme fallen auseinander.
- Die Beine sind nicht aktiv, nach innen oder außen drehend.
- Die Füße sind nicht gerade.
- Man kommt nicht hoch, weil zu wenig Vorwärtsbeugen-Dehnung vorhanden ist.

Körperlicher Nutzen:

- stimuliert die Zirbel- und Hirnanhangsdrüse;
- reinigt die inneren Organe;
- erhöht die Balance;
- lindert Ängste und Kopfschmerzen,
- bringt Erleichterung bei Verwirrtheit, Gereiztheit, Schlafstörungen und Verstopfung;
- verbessert die Durchblutung.

Vorsicht:

Die Übung ist nicht geeignet bei hohem Blutdruck, besonders wenn Medikamente eingenommen werden.

Spiritueller Bezug/Metapher:

Sirsasana ist der König aller Asanas. Er ist die klassische Yogahaltung und repräsentiert den Yogi, wie er frei durch die Welt der Formen wandert und sich an jede Möglichkeit anpasst. Er repräsentiert den extremen Verzicht auf persönlichen Komfort. Das Herz ist über den Kopf gehoben, was dafür steht, dass die Gefühle und das intuitive Herz höher gestellt sind als der rationale und verurteilende Verstand.

TEIL 3

Gerade Anfänger haben häufig Schwierigkeiten mit Rückbeugen. Dies kann an den knochigen Dornfortsätzen der Wirbel liegen oder an Blockaden an der Vorderseite des Körpers.

Vor allem der Musculus iliopsoas ist relevant für eine sichere und effektive Rückbeuge. Er besteht aus zwei Muskeln, die das Zusammenspiel von Ober- und Unterkörper stabilisieren. Sie helfen dem Körper zu stehen, zu gehen, zu laufen und sich in die Fötusposition zusammenzurollen. Durch die direkte Verbindung mit dem Zwerchfell und die Nähe zur Aorta und den inneren Organen beeinflusst dieses Muskelpaar auch die Atmung, das Kreislaufsystem und die Verdauung.

Die Nervenganglien der Lendenwirbelsäule können auch als unser Bauchgehirn bezeichnet werden. Der Iliopsoas wurzelt in der Region, der wir unser Bauchgefühl zuordnen. Der obere Teil des Psoas und das Zwerchfell treffen sich am Manipura-Chakra, dem energetischen Zentrum für unsere persönliche Macht und unsere Gefühlskontrolle. Angst ist ein Schutzmechanismus und der Iliopsoas hat die Macht, uns zu lähmen – er stoppt eine Person buchstäblich in ihrer Bewegung. Der Angstreflex zieht die Vorderseite des

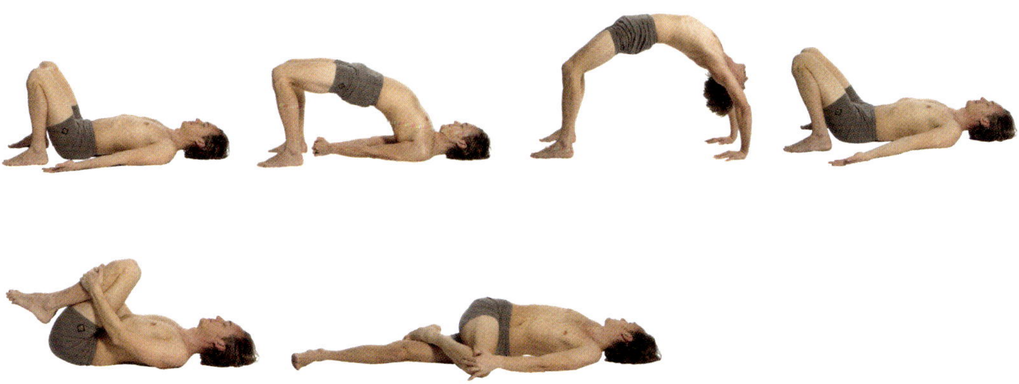

Körpers zusammen. Dadurch hilft er der Person, ihre Extremitäten näher zusammenzubringen, und damit entsteht ein Gefühl der Sicherheit, weil die weichen, verletzlichen, inneren Organe durch eine Art Schutzwall umgeben werden.

Dieser Angstreflex, bzw. das Gefühl, kämpfen oder fliehen zu müssen, scheint in unserer Gesellschaft weit verbreitet zu sein und wenn der Reflex wiederholt einsetzt, ohne eine angemessene Erholungsphase und ohne eine wirkliche Möglichkeit zu fliehen oder zu kämpfen, entsteht eine konditionierte Reaktion, die den Körper auf den nächsten Angriff vorbereitet, indem er in einem konstanten Zustand der Anspannung bleibt. Weil der Organismus keine Möglichkeit mehr hat, in die Entspannung zurückzukehren, in der er sich selbst versorgen kann, steigt das Level der Spannung stetig an. Diese Anspannung wird dann wiederum als Angst empfunden. Obwohl Angst oftmals eine sehr subtile Erfahrung ist, versuchen wir diese unter Kontrolle zu bringen, indem wir das unangenehme Gefühl durch muskuläre Spannung unterdrücken, was den Körper immer unbeweglicher werden lässt.

Durch das regelmäßige Üben von Rückbeugen können wir diese Anspannungen mit der Zeit lösen.

DIE WIRKUNGSWEISE VON RÜCKBEUGEN

Rückbeugen sind sehr wichtig für die Anregung unseres Energiezentrums (Solarplexus). Sie öffnen und strecken die Vorderseite des ganzen Körpers sowie die Rückseiten der Arme und Beine. Die Schilddrüse und die Nebennieren werden stimuliert und Leber, Bauchspeicheldrüse und Nieren angeregt. Der gesamte Verdauungstrakt wird gekräftigt. Das Herz wird sanft massiert und der Brustkorb in dieser Position voll ausgedehnt. Rückbeugen wirken stark anregend und regulieren die endokrinen Drüsen, vor allem die Schilddrüse und die Nebennieren. Die Wirbelsäule richtet sich wieder aus, Fehlstellungen der Wirbel werden korrigiert und die Flexibilität der Wirbelsäule langfristig erhalten. Verspannte Schultern werden gesenkt.

Wichtig:
Rückbeugen sollten mit der Einatmung ausgeführt werden.
Außerdem sollten sie bewusst getrennt von den Vorwärtsbeugen geübt und erst dann in die Stunde eingebaut werden, wenn bereits genug Aufwärmübungen für den Rücken gemacht wurden.

ARDHA URDHVA DHANURASANA – HALBES RAD

Die Haltung:
1. Auf dem Rücken liegend die Knie beugen und die Füße auf dem Boden, nahe am Gesäß und parallel zu den Hüften, aufstellen.
2. Mit dem Einatmen das Becken nach oben schieben, das Steißbein nach innen ziehen. Unter- und Oberschenkel bilden einen 90-Grad-Winkel.
3. Die Schulterblätter zusammenziehen und die Schultern in den Boden pressen.

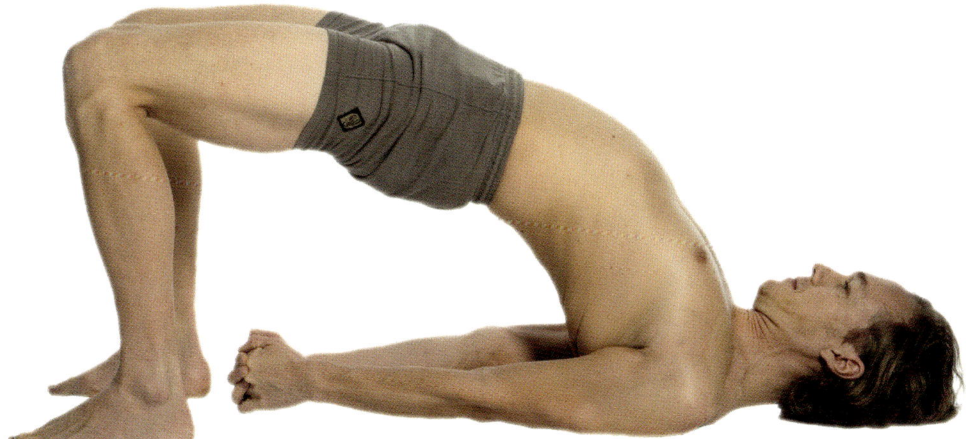

4. Den Brustkorb öffnen, das Brustbein in Richtung Kinn heben.
5. Mit dem Ausatmen die Hände am Boden unter dem Körper verschränken oder die Knöchel greifen.
6. Mit dem Einatmen tiefer in die Position gehen und mit dem Ausatmen erst den oberen Rücken, dann den mittleren und zuletzt den unteren Rücken wieder absenken.

Häufige Probleme und Fehlhaltungen:

- Die Füße sind nicht parallel oder verkrampft.
- Beine und Knie sind nicht parallel, sondern ein- oder auswärtsgedreht.
- Die Knie sollten nicht weiter als hüftbreit auseinander sein.
- Das Becken ist gesenkt, die Beine sind nicht aktiv.
- Unter- und Oberschenkel bilden keinen 90-Grad-Winkel.
- Das Brustbein ist gesenkt.
- Die Arme sind nicht gestreckt.

Körperlicher Nutzen:

- Vorbereitung auf das ganze Rad (oder den Schulterstand) durch optimale Erdung der Füße, Brustöffnung und durch das Heben des Beckens;
- dehnt den Musculus iliopsoas, weitet den Brustkorb;
- beugt Herzproblemen vor;
- gut geeignet, um Kraft aufzubauen und ein Bewusstsein für Rückbeugen zu erzeugen;
- hilft, die Schultern durch Rotation in die korrekte Position für das Rad zu bringen.

Spiritueller Bezug/Metapher:
Diese Form des halben Rades lehrt die Verbindung zum Boden über die Füße anhand der Beine, des Beckens und des unteren Rückens. Die gleichen Haltungsprinzipien werden dann im ganzen Rad mit Armen, Schultern und Nacken wiederholt. Diese Ausrichtung basiert auf einer ausgeglichenen und guten Beziehung zur Erde.

URDHVA DHANURASANA – RAD

Die Haltung:
1. Das Gewicht ist gleichmäßig auf Arme und Beine verteilt.
2. Füße und Hände sind weder ein- noch auswärtsgedreht.
3. Die Ellbogen sollten fast ganz gestreckt sein.

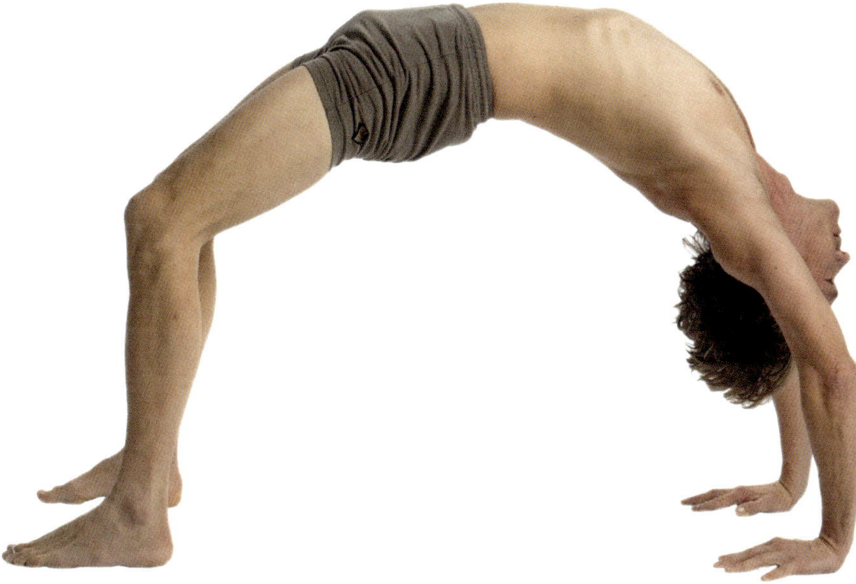

4. Die Knie werden gebeugt, bleiben aber parallel. Oberschenkel und Becken werden nach oben gedrückt.

5. Der Bogen des Körpers sollte ausgeglichen sein, von den Händen zu den Füßen.

6. Die Armbeugen sind offen, während die Schulterblätter zusammenkommen.

7. Die Schultern werden von den Ohren weggezogen, die Nackenwirbel sind in einer Linie mit dem Rest der Wirbelsäule.

Häufige Probleme und Fehlhaltungen:

- Beine und Füße sind ein- oder auswärtsgedreht.
- Lenden- oder Nackenwirbelsäule sind gestaucht.
- Der untere Rücken ist zu sehr gebeugt, sodass keine ausgeglichene Biegung der Wirbelsäule entsteht.
- Arme und Hände rotieren ein- oder auswärts.
- Das Becken ist zurückgesetzt.
- Das Gewicht ist nicht gleichmäßig auf Arme und Beine verteilt.

Hilfsmittel und Hilfestellungen:

1. Einen Gurt unter die Schulterblätter legen und von einem Helfer den Brustkorb heben lassen.
2. Einen Gurt unter das Steißbein legen und das Becken von einem Helfer von den Lendenwirbeln weg in Richtung Decke heben lassen.

Körperlicher Nutzen:

- öffnet und streckt die Vorderseite des Körpers;
- streckt die Hinterseite der Arme und Beine;
- stimuliert die Schilddrüse und die Nebennieren, massiert Leber, Bauchspeicheldrüse und Nieren;
- erhöht die Flexibilität der Wirbelsäule;
- korrigiert Fehlstellungen der Wirbel.

Spiritueller Bezug/Metapher:

Der Bogen schießt den Pfeil in den Himmel hinein. Nut, die ägyptische Göttin des Himmels, wird in Zeichnungen als eine in Urdhva Dhanurasana gebogene Figur, die das Himmelszelt bildet, dargestellt – alle Schöpfung schützend und nährend. In der Architektur ist ein ausgeglichener Bogen ein selbsttragendes und starkes Gebilde, das in der Lage ist, schwere Decken über Durchgängen und Fenstern zu halten.

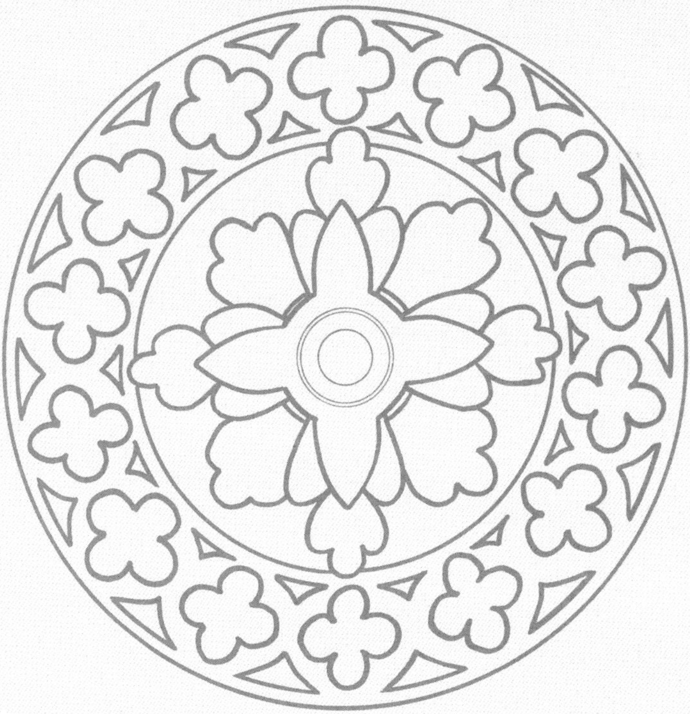

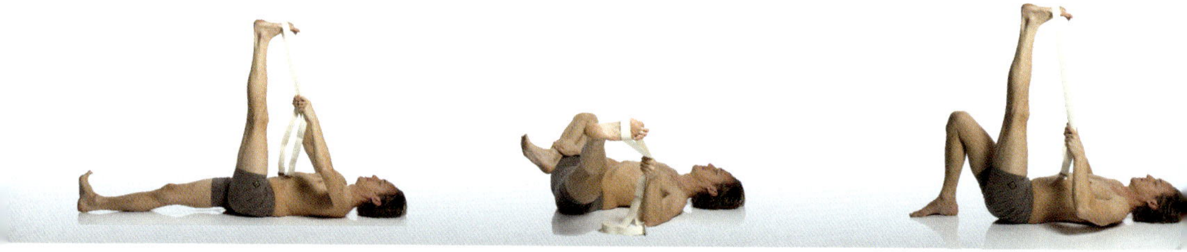

ENTSCHLEUNIGEN I

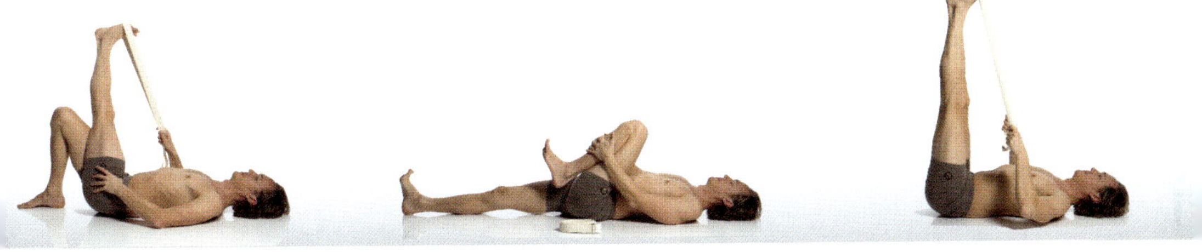

Die hier beschriebenen Entschleunigungsübungen sind Teil der Regeneration. Laut Wikipedia (Stand Dezember 2008) bedeutet das Wort Regeneration »Neuentstehung« und beschreibt Prozesse, »die zur Wiederherstellung eines physiologischen Gleichgewichtszustandes führen. … Es wird zwischen zwei Phasen unterschieden. Einer Phase körperlicher (…) oder auch geistiger Arbeit folgt eine Phase der Erholung.«

Der Gott Vishnu ist der erhaltende Aspekt der Hindu-Trinität. Er verkörpert die Balance zwischen Erschaffung und Zerstörung. In gleicher Weise schafft Regeneration eine Balance für denjenigen, dem es durch Begrenzungen nicht möglich ist, eine Öffnung oder Entspannung zu finden. Sie ermöglicht dem Übenden, vollkommen loszulassen, sodass die Stellung den Übenden »macht«, nicht der Übende die Stellung. Der energetische Effekt regenerativer Haltungen ist genauso groß wie bei einer physisch herausfordernden Yogahaltung.

Regenerative Haltungen werden üblicherweise für eine längere Zeit gehalten. Man beginnt mit ein oder zwei Minuten und verlängert auf bis zu zehn Minuten. Sie bieten dem Übenden die Möglichkeit, tiefer in eine Haltung hineinzuspüren und loszulassen.

Viele der regenerativen Stellungen werden mit Kissen, Decken, Blöcken, Gurten, Stühlen und anderen Hilfsmitteln unterstützt. Die Hilfsmittel halten den Übenden in der korrekten Ausrichtung und Form. Die Atmung sollte frei und ungestört fließen, der Nacken, der Bauch, die Schultern und der Bereich der Hüften frei von jeglicher Anspannung sein. In diesen Haltungen sollte man besonders darauf achten, dass es nicht zu kühl ist.

DIE WIRKUNGSWEISE VON BEINDEHNUNGEN

Um unseren Körper langsam an die Vorwärtsbeugen zu gewöhnen, empfehle ich, am besten täglich vor dem Schlafengehen die hier vorgeschlagenen Beindehnungen zu üben. Diese kleine Serie von Übungen streckt ganz langsam und behutsam die Beinrückseiten und hilft uns enorm, den Bewegungsraum der Hüften zu erweitern. Durch die Streckung werden die Beweglichkeit des Beckenbereichs und die Durchblutung der Beine stark verbessert. Interessanterweise werden die Beine dabei auch gekräftigt. Wenn sich die Anspannungen lösen, kann man außerdem ein Gefühl der Entspannung und die Auflösung von physischen oder emotionalen Blockaden erfahren.

TIPP:

Da viele Männer aufgrund steifer Hüften und eines steifen Beckenbereichs nur mühsam mit den Fingern die Zehen erreichen können, empfehle ich, wie auf den Fotos demonstriert, einen Gurt um die Sohle des erhobenen Fußes zu schlingen. Der Gurt liegt auf dem Fußballen und in jeder Hand wird ein Ende gehalten. Die Arme werden seitlich des Körpers angewinkelt. So dehnt sich der Brustkorb und die Atmung bleibt gleichmäßig.

Bei auf dem Boden ausgestrecktem Bein wird die Innenseite des Knies fest Richtung Boden gepresst. Um die Hüftmuskulatur tiefer zu dehnen, sollte das Bein mit einer Ausatmung langsam noch mehr zur Seite gesenkt werden. Es kann dabei gerne auf einem Kissen oder einem Klotz abgelegt oder gegen eine Wand gerückt werden. Der Gurt wird immer unter Spannung gehalten.

Gerade am Anfang ist es gut, sich so hinzulegen, dass eine Wand dem ausgestreckten Fuß Halt gibt. Außerdem erleichtert die Wand die korrekte Ausrichtung des Körpers.

Um aus der jeweiligen Stellung zu kommen, rolle dich auf die Seite, mache eine kurze Pause und setze dich dann auf.

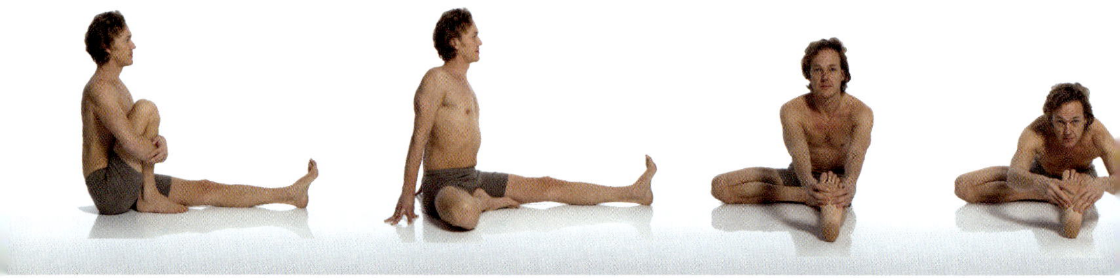

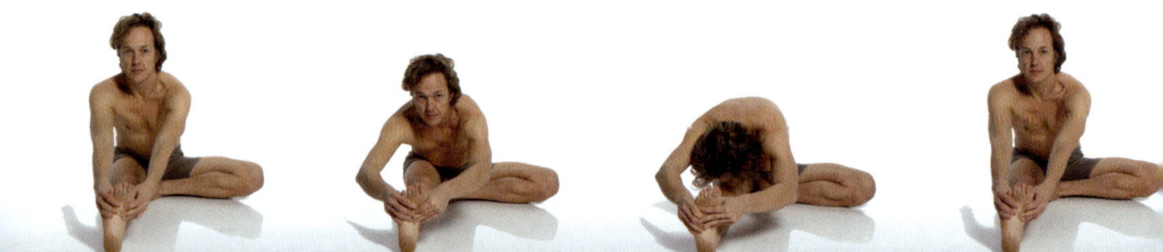

ENTSCHLEUNIGEN II

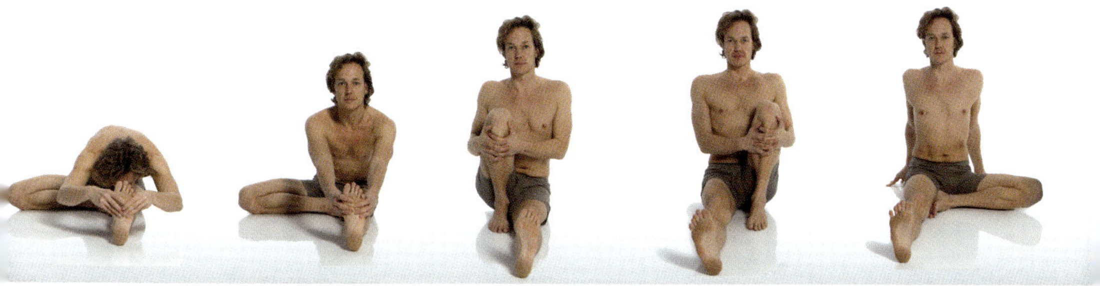

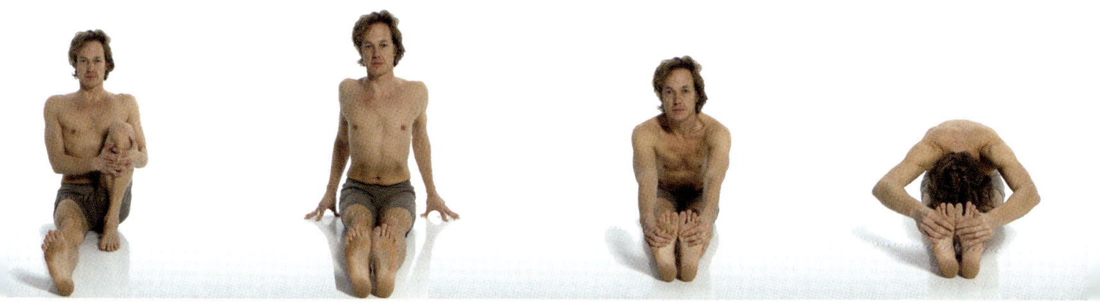

Übungen im Sitzen wirken eher beruhigend. Zusammen mit einer tiefen Atmung fördern sie einen meditativen Zustand der Gelassenheit. Gerade in den Hüften sitzen oft besonders hartnäckige Verspannungen. Durch die Streckung wird Freiraum in den Hüften erzeugt, durch den sich die dort gefangene, schöpferische Qualität entfalten kann.

Obwohl wir uns den ganzen Tag immer wieder, wenn wir etwas aufheben wollen, nach vorne beugen, und selbst im Sitzen die Wirbelsäule wie in der Vorwärtsbeuge leicht gekrümmt ist, haben viele Anfänger mit den Vorwärtsbeugen die größten Schwierigkeiten. Gerade Männer vermeiden Vorwärtsbeugen, weil diese am Anfang schier unmöglich scheinen. Die regelmäßigen Jogger unter uns kennen den größten Feind der Vorwärtsbeuge: verkürzte Beinrückseiten! Hier hilft nur regelmäßiges Dehnen und zwar von der Ferse bis zum Po.

DIE WIRKUNGSWEISE VON VORWÄRTSBEUGEN

Vorwärtsbeugen stimulieren die Bauchorgane und Drüsen und regen die Verdauung an. Sie dehnen die Hüftbeuger und steigern so die Beweglichkeit der Hüften und befreien den Rücken von Verspannungen. Vorwärtsbeugen stärken die Muskeln auf der gesamten Vorderseite des Körpers, während sie die Bewegungsfreiheit aller Muskeln auf der Rückseite des Körpers erhöhen.

TIPP:

Zum Glück gibt es viele Variationen oder Hilfsmittel, die uns helfen können, uns Schritt für Schritt in den Vorwärtsbeugen voranzuarbeiten. Mit der Zeit lernen wir, in den Vorwärtsbeugen loszulassen, und beginnen, ihre entspannende Wirkung zu schätzen. Lass dich nicht von Anlaufschwierigkeiten entmutigen, sondern nimm einen Gurt zu Hilfe und übe gerade am Anfang regelmäßig.

Wichtig:

Ein ganz wichtiger Aspekt in den Vorwärtsbeugen ist, dass die Position geerdet ist und dass Füße, Beine und Brust niemals passiv sind. Der Fuß des ausgestreckten Beins ist aktiv und geöffnet. Die Knöchel und Zehen werden zum Körper gezogen. Der Oberschenkelmuskel ist angespannt und die Innenseite vom Knie drückt Richtung Boden. Die Rückseite der Beine ist entspannt. Die Brust sollte leicht angehoben sein. Die Bewegung wird vom Brustbein initiiert.

JANUSIRSASANA – KNIE-KOPF-HALTUNG

Die Haltung:

1. Das linke Bein ist gestreckt, die Rückseite des Beines drückt in den Boden.
2. Das rechte Bein wird angewinkelt und seitlich abgelegt. Dabei drücken das Knie und die Außenkante des Fußes in den Boden, die Ferse entweder in den linken Oberschenkel oder in die rechte Leiste.
3. Die Hüfte des rechten Beines geht so weit wie möglich nach hinten.
4. Das Brustbein ist über die Mitte des linken Beines ausgerichtet.
5. Der untere Bauch wird nach innen und oben gezogen.
6. Die Brust öffnet sich und strebt nach vorne.
7. Die Schultern sind entspannt und sinken nach unten.

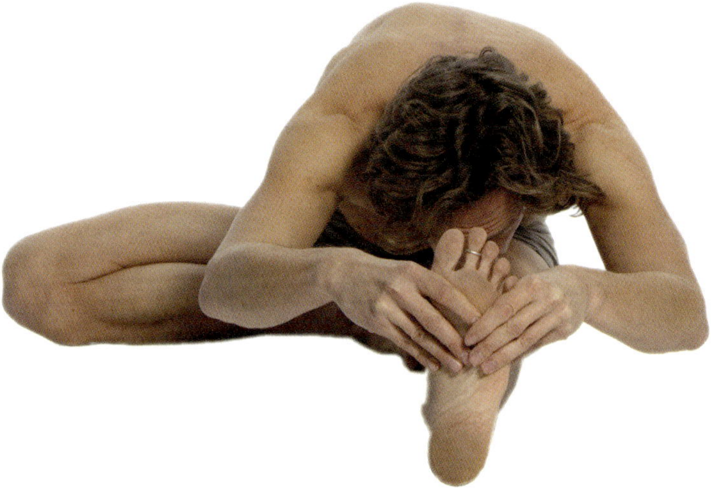

8. Bauch und Brust werden zum Oberschenkel gedrückt, das Kinn zum Schienbein.
9. Der Fuß wird zum Körper gezogen, die Zehen zeigen zum Himmel.
10. Die Hände fassen den linken Fuß.

Häufige Probleme und Fehlhaltungen:

- Hüfte und Knie des gebeugten Beines sind nicht am Boden.
- Das gestreckte Bein dreht nach innen oder außen, das Knie ist gebeugt.
- Die Brust ist eingefallen und der Rücken rund.
- Der Nacken ist überstreckt.
- Die Schultern werden angehoben oder sind nicht auf einer Höhe.

Körperlicher Nutzen:

- öffnet die Hüften;
- streckt die Muskeln neben der Wirbelsäule;
- macht die Beine beweglich, um in der Meditation sitzen zu können;
- stimuliert Milz, Leber und Nieren.

Vorsicht:

Das Augenmerk liegt auf dem Knie des gebeugten Beines. Es sollte nicht forciert werden, es zum Boden zu bringen. Eventuell kann ein Klotz untergelegt werden.

Spiritueller Bezug/Metapher:

Wie in allen Vorwärtsbeugen können vergangene Traumata in dieser Haltung eine Rolle spielen. Speziell in dieser Vorwärtsbeuge können Spannungen in den Leisten und somit das zweite Chakra angesprochen werden, das Erinnerungen an Sexualität, Eltern und Angst sowie Kreativität weckt.

PASCHIMOTTANASANA – VORWÄRTSBEUGE IM SITZEN

Die Haltung:

1. Beide Beine sind gestreckt und liegen nebeneinander.
2. Die Füße werden zum Körper gezogen.
3. Die Beine sind aktiv, die Rückseiten der Knie und der Oberschenkel werden in den Boden gepresst.
4. Die Sitzbeinhöcker streben nach hinten und unten.
5. Der Unterbauch wird angehoben und nach innen gezogen.
6. Die Wirbelsäule wird langgemacht.

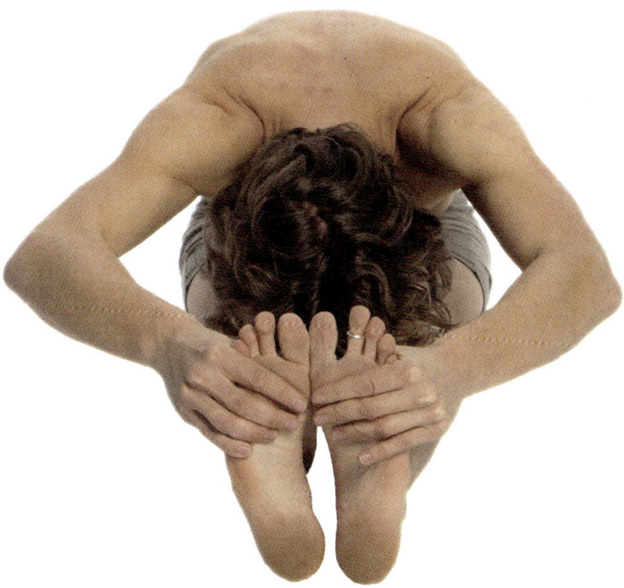

7. Die Brust ist geöffnet und wird nahe der Oberschenkel Richtung Füße bewegt.
8. Die Schultern sinken nach unten, der Nacken ist lang.
9. Das Kinn berührt die Schienbeine.
10. Die Ellbogen zeigen zu den Seiten.
11. Die Hände liegen entweder auf dem Boden neben den Füßen oder halten die Außenkanten der Füße bzw. die großen Zehen. Eine Hand kann auch hinter dem Fuß das Handgelenk der anderen halten.
12. Die Haltung sollte eine Weile beibehalten werden.

Häufige Probleme und Fehlhaltungen:

- Die Füße sind nicht gerade oder fallen zu den Seiten, die Beine sind nach innen oder außen gedreht.
- Die Beine liegen nicht nebeneinander.
- Die Knie sind gebeugt.
- Der Rücken ist rund, die Brust eingefallen.
- Die Schultern werden hochgezogen oder sind angespannt.
- Der Nacken ist gestaucht.
- Die Haltung wird zu früh verlassen.

Hilfsmittel und Hilfestellungen:

1. Wer mit den Händen nicht die Füße erreicht oder Schmerzen im unteren Rücken verspürt, kann die Knie anwinkeln oder einen Gurt um den Fußballen legen und diesen auf entsprechender Höhe halten.
2. Bei Schmerzen in den Kniekehlen sollte eine gerollte Decke unter die Knie gelegt werden.
3. Bei Schmerzen am Ansatz der Sitzbeinhöcker leg eine Decke unter das Gesäß.

Körperlicher Nutzen:

- stimuliert die Bauchmuskeln;
- regt die Verdauung an;
- massiert das Herz und die Wirbelsäule;
- hilft Verstopfungen zu lösen;
- erhöht die Vitalität;
- dehnt den Rücken.

Spiritueller Bezug/Metapher:

Diese Haltung ist am wohltuendsten mit Geduld und Ausdauer. Für einige Menschen ist es allerdings viel schwieriger, ein paar Minuten in einer Vorwärtsbeuge zu verharren, als mehrere Male den Sonnengruß zu üben. Es ist also gut, sich mit dieser Haltung in Geduld zu üben.

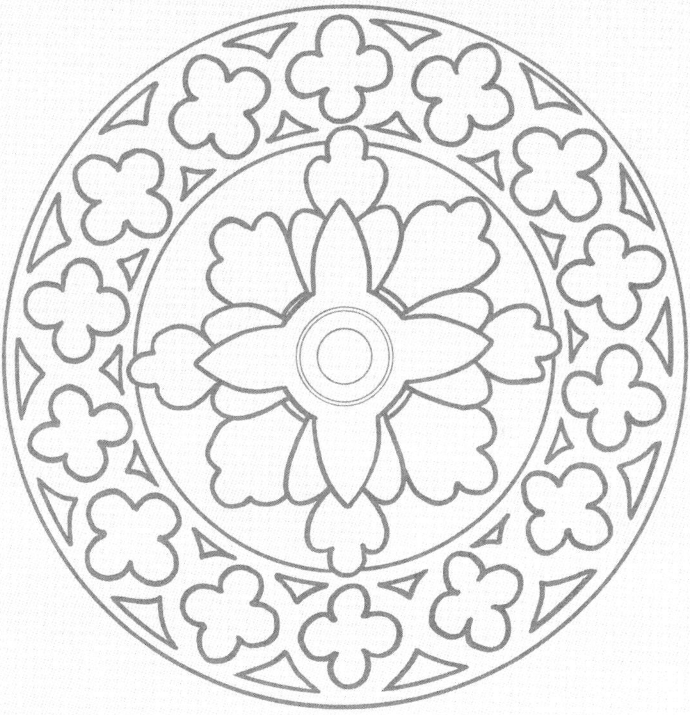

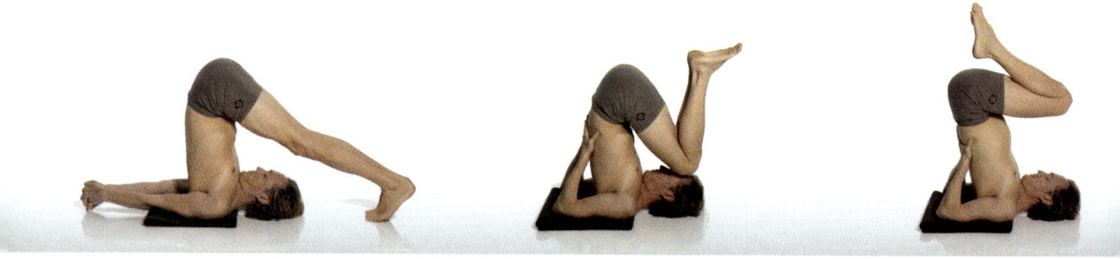

SCHULTER-STANDZYKLUS

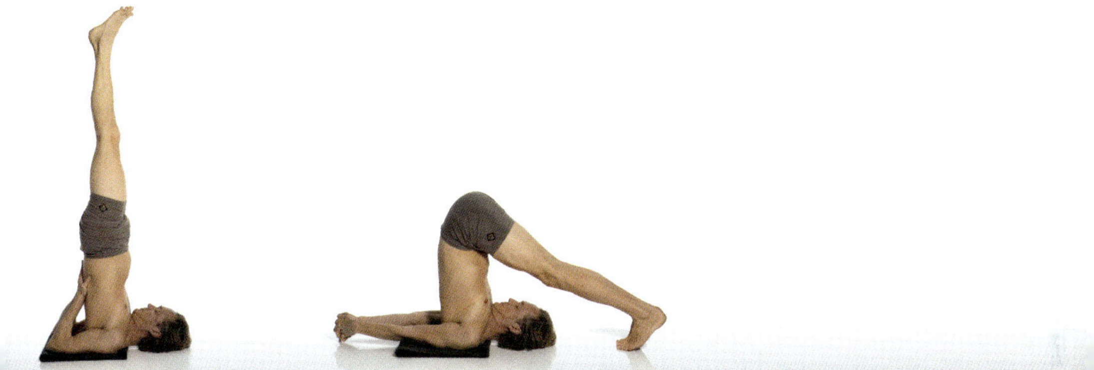

Der Schulterstand ist eine klassische Umkehrhaltung und wohltuend für den ganzen Körper. Neben dem Kopfstand ist der Schulterstand die Königin der Yogahaltungen. Durch das angezogene Kinn hilft er, den Blutdruck zu regulieren, und ist dadurch besser geeignet bei Bluthochdruck. Durch die tiefe Bauchatmung, die diese Haltung automatisch erfordert, kommt der Schulterstand der Atmung zugute. Durch die Umkehrhaltung wirkt er auf die inneren Organe. Er wirkt stärkend, verjüngend, verleiht Ausgeglichenheit und Gesundheit. Im Gegensatz zum Kopfstand wirkt der Schulterstand eher beruhigend. Er hat eine harmonisierende Wirkung und eignet sich daher besonders gut als Vorbereitung für die Meditation. Um runterzukommen, müssen wir also erst noch einmal hoch.

SALAMBA SARVANGASANA – SCHULTERSTAND

Die Haltung:

1. Das Kinn zeigt zur Mitte der Brust.
2. Die Schultern werden zueinandergezogen, um die Halswirbel vom Boden zu heben.
3. Das Gewicht ruht auf den Schultern. Der Körper ist von den Schultern bis zu den Füßen gerade nach oben ausgerichtet.
4. Die Beine sind zusammen, die Kniescheiben und Oberschenkelmuskeln bewegen sich in Richtung Kopf.
5. Das Steißbein und das Schambein wandern aufeinander zu.
6. Die Handflächen stützen den Rücken, die Ellbogen sind nicht weiter auseinander als die Schultern.

Häufige Probleme und Fehlhaltungen:

- Die Ellbogen stehen zu weit auseinander.
- Der Kopf ist gedreht.
- Der Rücken ist rund, die Brust klappt zusammen.
- Die Hände drücken nicht in den Rücken.
- Die Beine sind nicht aktiv, nach innen oder außen gedreht.
- Die Füße sind schief.

Körperlicher Nutzen:

- stimuliert die Schilddrüse, die Nebenschilddrüse, die Hypophyse und die Zirbeldrüse;
- reguliert das endokrine System;
- reguliert den Blutdruck.

Spiritueller Bezug/Metapher:

Durch die Nähe zum Gesicht betont der Schulterstand den Herzraum noch mehr als der Kopfstand. Aufgrund der abgewinkelten Kopfposition verkörpert er Bescheidenheit und Demut.

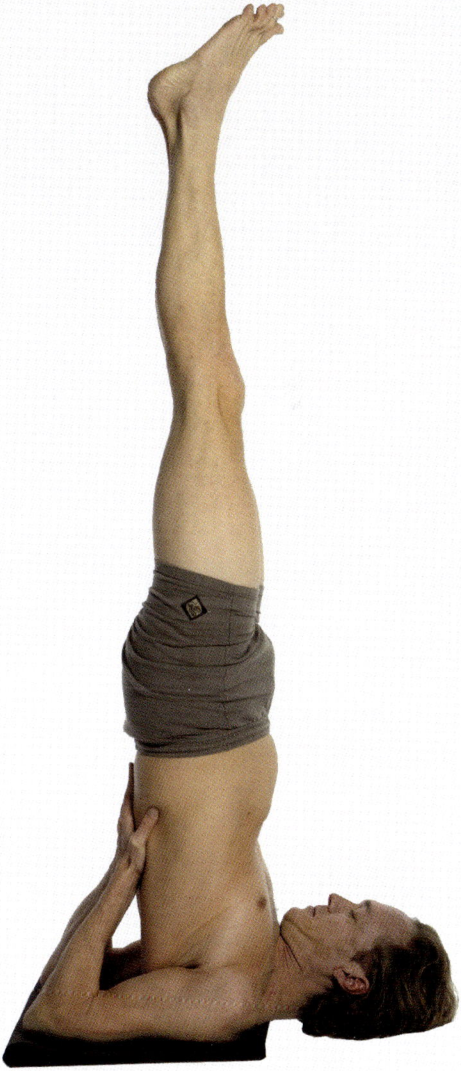

ZEHN-MINUTEN-TIEFENENTSPANNUNG

Die Tiefenentspannung in der Shavasana-Haltung gehört auf jeden Fall zur Yogapraxis dazu. Sie ist wohltuend, selbst bei bester Gesundheit, denn der Verstand, der während der Wachphasen permanent arbeitet, entspannt und sinkt nach innen. Auch wenn es eine statische Haltung ist, wird dabei der gesamte Organismus revitalisiert. Wenn der Körper vollständig entspannt ist, entwickelt sich die Bewusstheit des Geistes, dies beeinflusst sowohl die körperliche als auch die psychologische Struktur. Gib deinen Körper zehn Minuten lang ganz der Entspannung hin.

SHAVASANA – TOTENSTELLUNG

Die Haltung:

1. Leg dich auf den Rücken. Versuche nicht mehr, den Atem zu beeinflussen. Stell dir vor, dass der ganze Körper entspannt ist, dann wird der Atem entsprechend ruhiger werden.
2. Die Arme liegen ein paar Zentimeter vom Körper entfernt, die Handflächen zeigen nach oben.
3. Die Beine sind nicht weiter als hüftbreit geöffnet. Die Füße sind entspannt und fallen nach außen.
4. Die Schultern sinken nach unten, die Schulterblätter liegen auf dem Boden.
5. Bauch und Hüfte sind entspannt, das Steißbein ist geerdet. Die Wirbelsäule ist lang gezogen.

6. Die Haut ist weich.

7. Das Gesicht ist entspannt, die Augen sind geschlossen.

8. Wiederhole innerlich: Zehen entspannen, Füße entspannen, Beine entspannen, Hüften entspannen, Gesäß entspannen, unteren Rücken entspannen, mittleren Rücken entspannen, oberen Rücken entspannen, Bauch entspannen, Brustkorb entspannen, Finger entspannen, Hände entspannen, Arme entspannen, Schultern entspannen, Schulterblätter entspannen, Nacken entspannen, Gesicht entspannen, Mund entspannen, Zunge entspannen, Kiefer entspannen, Lippen entspannen, Wangen entspannen, Nase entspannen, Augen entspannen, Stirn entspannen, Kopfhaut entspannen – der ganze Körper ist entspannt, mit jedem Augenblick, der vergeht, wirst du ruhiger und gelassener.

9. Nach mehreren Minuten beginnst du, langsam die Zehen zu bewegen und die Atmung zu vertiefen. Mit dem Einatmen ziehst du das rechte Bein und den rechten Arm länger, mit der nächsten Einatmung das linke Bein und den linken Arm. Dann lässt du los.

10. Beug die Knie und roll dich auf die rechte Seite. Bleib so nochmal für einige Minuten liegen und genieße das Gefühl der tiefen und erfrischenden Entspannung.

Häufige Probleme und Fehlhaltungen:

- Die Beine sind zu weit auseinandergespreizt oder zu nahe beieinander.
- Die Handflächen zeigen nach unten, die Finger sind nicht entspannt, die Arme sind zu weit vom Körper entfernt.
- Der Brustkorb ist gewölbt, die Schultern bewegen sich Richtung Brustbein.
- Der Körper ist schlecht ausgerichtet.
- Das Kinn befindet sich über dem Scheitel.

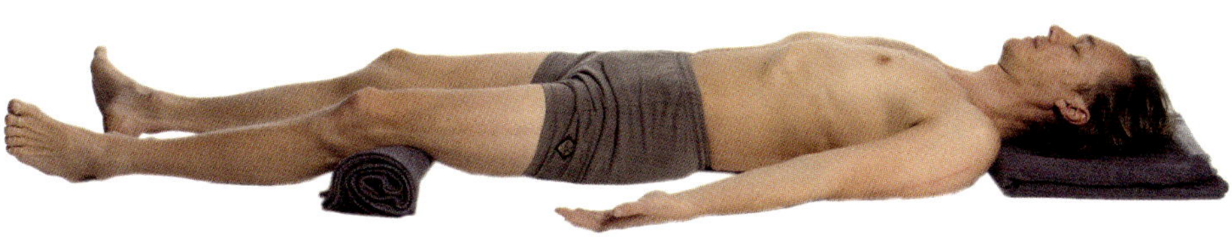

- Gesicht und Nacken sind verspannt.
- Die Hals- oder Lendenwirbel können zu stark oder zu wenig gebeugt sein.

Hilfsmittel und Hilfestellungen:

1. Um den unteren Rücken zu entspannen, kann eine gerollte Decke oder ein Kissen unter die Kniekehlen gelegt werden.
2. Auch unter dem Kopf oder im Nacken kann ein Kissen platziert werden, um Verspannungen zu vermeiden.
3. Die Beine können oberhalb der Knie mit einem Gurt hüftbreit zusammengebunden werden.
4. Sandsäcke können auf den Bauch, die Schultern oder die Handflächen gelegt werden.
5. Kleine Augenkissen können das Entspannen ebenfalls erleichtern.
6. Wer sich zudecken möchte, kann dies tun.

Körperlicher Nutzen:

- beruhigt das gesamte Nervensystem;
- beseitigt Müdigkeit;
- kann bei hohem Blutdruck, Magengeschwüren, Angstzuständen, Hysterie, Krebs und allen psychosomatischen Erkrankungen und Neurosen helfen.

Vorsicht:

Shavasana ist die Totenstellung. Sie ist eine ganz einfache Stellung, aber für die meisten Menschen ist es schier unmöglich, den Körper vollkommen zu entspannen oder loszulassen und dabei bei Bewusstsein zu bleiben. Für einen hektischen Schüler ist die Entspannung besonders schwierig und für einen trägen Schüler ist es sehr schwierig, während der Tiefenentspannung nicht einzuschlafen.

Spiritueller Bezug/Metapher:

Es heißt, Shavasana ist die Vorbereitung, um den Körper gehen zu lassen. Der Yogi strebt nach einer willentlichen Reinkarnation. Diese kann nur erreicht werden, wenn man bei Bewusstsein bleibt, nachdem man den Körper verlassen hat. Die meisten Menschen fürchten sich vor dem Loslassen des Körpers beim Sterben, weil sie glauben, sie sind der Körper. Während Shavasana üben wir das Loslassen und Verlassen unseres Körpers, indem wir ruhig bleiben und beobachten.

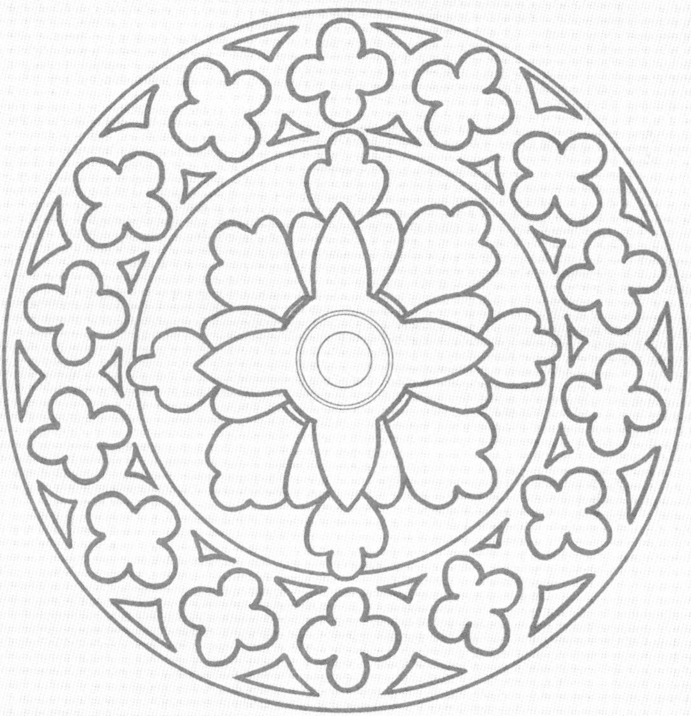

MEDITATION

Sitz nicht nur einfach da: tu gar nichts!
»Wenn du aufhörst, dich mit dem Auf und Ab deiner Gedanken zu identifizieren, dann entsteht Einheit.«

Patanjali Yogasutra I.2

Die Meditationspraxis zielt darauf ab, Nirodhah zu erreichen. Nirodhah bedeutet »aufhören« oder »stillstehen«. In diesem Zusammenhang bedeutet es, damit aufzuhören, sich mit den Gedanken zu identifizieren. Patanjali erklärt, dass Meditation die Praxis ist, die den Zustand von Yoga bewirkt. Wenn wir aufhören, uns mit den Gedanken zu identifizieren, wird Yoga automatisch kommen. Die Welt, die du siehst, ist eine Projektion deines eigenen Geistes und deiner Gedanken. Wenn du diese Projektion umwandeln kannst, kannst du die Welt, in der du lebst, verändern.

Meditation ist das, was du nicht denken kannst! Die Übung der Meditation ist die Übung des »Zeuge-Seins« oder des Beobachtens. Es gibt im Sanskrit ein wunderschönes Wort: Sakshi, der »Zeuge«. Zeuge zu sein heißt, zu beobachten, ohne das, was man sieht, zu beurteilen. Der Zeuge ist ein objektiver Zuschauer. Der Zeuge folgt den Gedanken nicht, er hält sie nicht fest. Er lässt jeden Gedanken kommen und dann gehen. Die Erkenntnis, die mit dem Zeuge-Sein kommt, ist die Erkenntnis einer Identität jenseits von Körper und Geist. Durch das Beobachten kannst du erkennen, dass du nicht dasselbe bist wie deine Gedanken – weil es unmöglich ist, etwas anzuschauen und es gleichzeitig zu sein.

Yogis streben nach dem Wissen, wer

sie wirklich sind. »Es ist unsere Hauptpflicht, weiter als unsere Gedanken zu gehen«, sagt Swami Nirmalananda; zu lernen, dem Geist und dem Gehirn beim Denken zuzuschauen. Zu wissen, dass du nicht der Körper bist, dass du nicht der Verstand bist, dass du reines Bewusstsein bist – dieses Wissen entsteht aus der Stille, aus der Meditation. Selbstbezogene Gedanken darüber, was andere von dir halten und wie du wohl auf andere wirkst, fallen von dir ab. Wir betreten den Ort, an dem wir wirkliche Herzensruhe finden. Dort angekommen ist es Zeit, ganz still zu werden.

Beruhige also den Geist. Und ganz langsam lernst du die Stille kennen, die das innere Wesen erfüllt. Aus dieser Stille erwachsen die Liebe, die Schönheit, die Tiefe in deinen Augen, die besondere Ausstrahlung, die dich umgibt, die Kraft deiner Persönlichkeit und eine tiefe Selbstachtung. Alles, was wir dafür brauchen, ist der Mut, der Realität ins Auge zu sehen. Wir werden uns dessen bewusst, was in uns existiert und wirkt. Schon sehen wir, wer wir wirklich sind. Indem wir vermeiden, uns zu sehr emotional zu verstricken, lernen wir die menschliche Komödie aus einer gewissen Distanz heraus zu beobachten und als freie Menschen in dieser Welt mit ganzem Herzen mitzuspielen.

Nachdem du das Beste gegeben hast, kommt der Zeitpunkt, an dem du loslassen und auf das Beste hoffen kannst. Auch wenn wir häufig irrtümlich glauben, alles in unserer Hand zu haben, ist das nur eine weitere Illusion, von der es sich zu lösen gilt. Wenn der Verstand beruhigt ist, wird es Zeit zu erkennen, dass du längst dort angekommen bist, wo du immer mit aller Kraft hinstrebst. Loszulassen wird dir helfen, im Körper anzukommen, dich zu sensibilisieren und deine Wahrnehmung für die Schönheit des Lebens zu schärfen. Du wirst die Natur, die anderen Menschen, das Leben mit allen Sinnen genießen. Meditation macht dich sensibler und gibt dir ein starkes Gefühl der Verbundenheit mit der Welt.

Die Haltung:

1. Wähle einen Sitz.

Wähle eine bequeme Sitzposition. Wenn du dich anlehnen möchtest, benutze eine Wand oder einen Stuhl. Es ist wichtig, dass die Wirbelsäule aufrecht ist. Wenn du auf dem

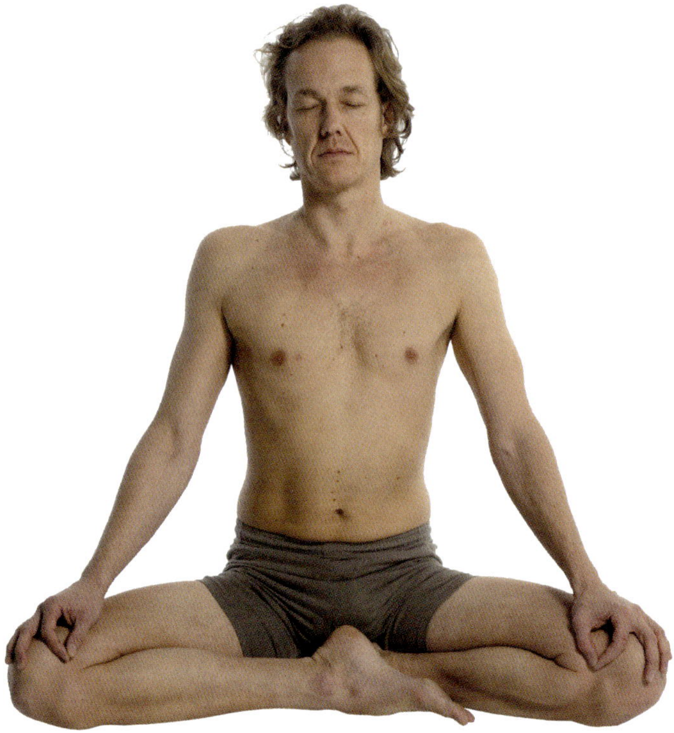

Boden sitzt, benutze ein Kissen oder eine gefaltete Decke als Unterstützung. Der Sitz soll es dir ermöglichen, die gesamte Zeit der Meditation still zu bleiben, wähle deshalb keine zu herausfordernde Sitzposition.

Beginne damit, Füße, Beine und Hüften in eine möglichst bequeme Haltung zu bringen. Überlasse dich der Kraft der Erde, indem du spürst, wie die Schwerkraft den unteren Teil deines Körpers erdet. Sobald du dich dieser nach unten gerichteten Kraft hingibst, wirst du automatisch spüren, wie eine aufwärtsgerichtete Kraft deinen Oberkörper und deine Wirbelsäule aufrichtet.

Entspanne die Hände und lege sie bequem auf deine Knie oder in den Schoß. Wenn du die Hände in den Schoß legst, liegt die aktive Hand auf der passiven und beide Handflächen zeigen nach oben. Entspanne die Arme und Schultern. Spüre, wie der Nacken weich wird und sich streckt. Entspanne das Gesicht. Schließe sanft die Augen. Das Kinn ist parallel zum Boden, die Kiefergelenke sind entspannt. Lass die Zunge locker im Mundraum liegen. Entspanne Lippen, Wangen, Nase, Augen, das Innere der Nase und den Bereich hinter den Augäpfeln, die Augenbrauen und die Stirn. Erlaube es dem vorderen Teil des Gehirns, sanft in den Schädel zurückzusinken. Entspanne die Kopfhaut.

Überprüfe noch einmal den ganzen Körper und mache Korrekturen, wenn du spürst, dass sie nötig sind.

2. Sei still.

Wenn du einen Sitz gefunden hast, zweifle nicht mehr an deiner Wahl. Beweg dich nicht mehr!

3. Fokussiere deinen Atem.

Lenke die Aufmerksamkeit auf deinen Atem. Versuche erst gar nicht, auf eine bestimmte Art und Weise zu atmen, werde einfach nur zum Beobachter deines Atems. Lass den Atem kommen und gehen. Nach kurzer Zeit werden sich die Gedanken an den Fluss des Atems anpassen. Der Atem fließt in den Körper, so wie die Gedanken durch den Kopf fließen. Lass dies einfach geschehen.

Vielleicht möchtest du ein Mantra benutzen, um den Fokus beizubehalten. Verbinde das stille Rezitieren des Mantras mit der Bewegung des Atems. Du kannst zum Beispiel das simple Mantra »Lass los« benutzen. Atme ein und denke »lass«, atme aus und denke »los«.

Vielleicht verlierst du während der Übung deine Konzentration und hängst einem Gedanken nach. Wenn du das bemerkst, bringe die Aufmerksamkeit sanft zu deinem Atem zurück und lasse jeden Gedanken los. Mit jedem Loslassen zieht sich der Verstand mehr und mehr zu seiner Quelle zurück. Dies ist die gleiche Quelle, zu der sich unser Bewusstsein während des Tiefschlafes zurückzieht. Doch im Unterschied zu einem Schlafenden erlebt der Meditierende diesen Prozess bewusst. Du wirst Zeuge dessen, was geschieht. Durch die Identifikation mit Sakshi lässt du alles los, was losgelassen werden kann. Das, was bleibt, ist das, was du suchst, das, was immer da war: du selbst.

YOGA, DER MANN UND DIE SEXUALITÄT

Der Mann sei verwirrt, heißt es. In der Krise. Verunsichert. Weil wir angeblich nicht wüssten, was die Frauen von uns Kerlen eigentlich wollen. Ein Tier im Bett sollen wir sein. Ausdauernd, herrlich geil und voller Fantasie. Aber ja kein Rammler! Und im Alltag werden wieder ganz andere Sachen von uns erwartet: ähnliche Wellenlängen in Sachen Humor, Freizeitprioritäten und allen weltanschaulichen Fragen. Wir sollen zuverlässig die Spülmaschine ausräumen, Erziehungsurlaub nehmen, die Toilettenspülung selbstständig und tadellos reparieren. Außerdem sollen wir selbstverständlich ganz oft sagen, dass sie die klügste, weiblichste, schönste und lustigste Frau westlich von überall ist. Allerdings nicht dauernd, sonst fühlt sie sich zu sicher und beginnt langsam, aber zielstrebig wieder nach einem anderen wilden Kerl zu spähen.

Wir haben es wirklich schwer. Wenn wir ehrlich sind, dann verstehen wir die Frauen auch nicht besser als Astronomen weit entfernte Galaxien. Wir beobachten sie. Suchen nach Gesetzmäßigkeiten. Stellen Mutmaßungen an über den Zusammenhang zwischen Brustgröße und Kochkünsten, zwischen Evolution und Untreue. Fragen nach dem tieferen Sinn urweiblicher Rituale, wie gemeinsam aufs Klo zu gehen.

Und was macht das mit uns? Wir fühlen uns als Helden, Deppen, Freunde, Liebhaber, Nervensägen, größtes Glück oder schrecklichster Fehler. Der eine mehr, der andere weniger. Über all dem vergessen wir, wer wir

wirklich sind und auf was es im Leben eines Mannes eigentlich ankommt.
Zum Glück können die im Folgenden beschriebenen Yogaübungen uns Männern helfen, uns mit dem ganzen Spektrum unserer männlichen Kraft zu verbinden. Die Übungen eignen sich hervorragend für die tägliche Praxis und haben erstaunliche Auswirkungen auf unsere Lebens- und sogar auf unsere sexuelle Energie. Sind wir erst mal in Kontakt damit – wild, ekstatisch und dennoch auch sanft –, können wir lernen, diese Kraft zu zügeln und zu leiten. Als Folge sind wir weder Macho noch Weichei oder Pantoffelheld. Wir wissen um unsere Rolle unter Männern und wie es ist, der geliebten Frau ein aufregendes und liebenswertes Gegenüber zu sein. Wir stehen für uns selbst und unsere Kraft und strahlen eine natürliche Attraktivität aus. Wir zeigen entspannt unsere Männlichkeit und wissen, wie wir unsere Frauen glücklich machen können.

SHIVA – DER URVATER DER YOGIS

Einer der mächtigsten und meistverehrten Götter in Indien ist Shiva. Sein ständiger Begleiter ist Nandi, der weiße Stier des Dharma (universelle ethische Ordnung). Auf ihm reitet Shiva in der Schlacht gegen die Dämonen der Unwissenheit. Während die Kuh als Symbol für die Fruchtbarkeit die Bewahrung des Lebens verkörpert, steht der Stier als Gegenpol für männliche Aggressivität.
Shiva ist ein Gott der Gegensätze: Er ist schrecklich, aber auch mild und freundlich. Er ist der Zerstörer, zugleich aber auch Erneuerer und Schöpfer der Welt, da durch das Vernichten von Altem erst Platz für Neues geschaffen wird. Er ist der Gott der Fortpflanzung, Erotik und der Askese. Shiva wird als Gott des Tanzes (Nataraj) und der Feste, aber auch als Gott der Meditation und völligen Keuschheit und somit als Zerstörer aller Weltlichkeit verehrt. An seiner Seite steht Parvati, die Mutter der gemeinsamen Söhne Ganesha und Skanda. Dieses mythologische Bild bekommt im Yoga eine tiefe Bedeutung. Hier ist Shiva der

mächtige Gott, Asket und der liebevolle Mann dieser wunderschönen Frau, die nicht nur seine Gemahlin ist, sondern auch seine ewige Schülerin und seine ewige Kraft. Ohne sie wäre Shiva nicht lebensfähig, er wäre Shava: ein Toter.

DAS LINGAM ALS SYMBOL DER SCHÖPFERKRAFT

Shivas Macht wird durch den konstant erigierten Phallus (Shivalingam) verkörpert. Als Sinnbild der Schöpferkraft gilt der Phallus seit jeher als Lebensspender, als Quelle der Lust strahlt er Erotik und Kraft aus.

Der Legende nach meditierte Shiva völlig abgemagert und ausgezehrt im Himalaya, als einige Weise, die Shiva nicht erkannten, vorbeikamen. Die Frauen der Weisen fühlten sich zu Shiva hingezogen. Sein Charisma weckte tiefe Begierde und der Gott verführte die Frauen. In großem Zorn schlugen die Weisen dem Gott als Rache das Glied (Lingam) ab, woraufhin die Erde in Dunkelheit verfiel und der Phallus zu solch unermesslicher Größe heranwuchs, dass er die Welt zu spalten drohte. Erst da erkannten die weisen Männer den Gott Shiva und mussten sich verpflichten, ihn in der Form des Lingam ewig zu verehren.

Ein Lingam bildet das Allerheiligste eines jeden Shivatempels. Meist steht dort der Shivalingam als glatte Steinsäule auf einem Stufensockel, der Yoni (»Schoß«, »Ursprung«, »Quelle«), dem Symbol des Weiblichen. Beides zusammen ist ein Sinnbild für die Vereinigung, aus der neues Leben entsteht, für Himmel und Erde, und gilt auch als Fruchtbarkeitssymbol oder als Ausdruck der Kraft des Lebens.

SEXUELLE FRUSTRATION

Stundenlanger Sex durch Tantra-Yoga ist natürlich eine Glorifizierung und auch Sting hat den Thekenwitz über seine unglaubliche Standfestigkeit längst relativiert. Dennoch wissen wir, dass sich unser Lustempfinden beim Liebesakt durch Yoga deutlich steigern lässt. Dabei nimmt die Kontrolle des männlichen Beckenbodens eine Schlüsselrolle ein. Kombiniert mit speziellen Atemtechniken, kann es uns Männern dabei helfen zu lernen, uns mit Energie aufzuladen, und die Fähigkeit zu trainieren, auf hocherregtem Niveau entspannt zu bleiben. Die Ursache sexueller Frustration vieler Männer sind Impotenz oder vorzeitige Ejakulation. Der Grund für beide Effekte liegt häufig in der Erinnerung an Momente der Abwertung. Von klein an werden wir Männer von der Außenwelt in bestimmte Schemata gepresst. Entsprechen wir diesen nicht, wird unsere Männlichkeit unter Umständen mit Schock, Scham, Schuld und Wut beladen.

Der entspannte Ab- und Zufluss in den Blutgefäßen und das freie Fließen der bioelektrischen Energie werden dadurch gekappt. In der Unsicherheit gefangen, stockt oder verflacht der Atem. Im Gehirn entsteht ein Teufelskreis. Erst durch Sensualisierung, Annahme und Spüren des eigenen Körpers entsteht der Raum, in dem eine Neudefinition möglich wird.

Achtung: Wer sich ohne medizinische Indikation mit Viagra, Cialis oder Levitra auf Dauer vollpumpt, verschiebt die möglichen organischen Defekte nur.

STANDSCHWIERIGKEITEN

Emotionaler Stress im Beruf oder in der Partnerschaft, aber auch mangelnde Zuwendung können Erektionsprobleme auslösen. Doch wer sich dann mit Alkohol oder Drogen betäubt oder die Stabilität seiner Gesundheit gefährdet, verschiebt die Probleme, die sich hinter den Symptomen verstecken, nur von der seelischen auf die körperliche Ebene. So kann heruntergeschluckter oder in sich hineingefressener Ärger die Leber beeinträchtigen. Potenzstörungen sind eine mögliche Folge. Doch auch Angst und Unsicherheit können genauso wie Übermut oder aufgeblasenes Gehabe an die Nieren gehen und die Potenz beeinträchtigen.

Die folgenden Übungen und Techniken zur Selbstakupressur sind sehr wirkungsvoll. Im Fall von Erektionsproblemen sollten sie dreimal am Tag ausgeführt werden.

1. Übung: Kräftiges Reiben des Schambeins

Durch diese Übung werden drei wichtige Akupressurpunkte am Schambein stimuliert, die das männliche Fortpflanzungssystem stärken.

Einfach die Hand zur Faust ballen und eine Minute lang kräftig über das Schambein reiben. Es spielt keine Rolle, ob du dabei angezogen bist oder nicht. Reibe so stark, dass genügend Hitze erzeugt wird, um diese hochwirksamen Punkte anzuregen.

2. Übung: Kräftiges Reiben im Kreuzbereich

Durch diese Übung werden die Nieren gestärkt, in denen die Sexualenergie gespeichert ist.
Mit beiden Handrücken eine Minute lang mit schnellen Bewegungen das Kreuz reiben.

SCHNELLSCHÜSSE

Überzogener Leistungsdruck nährt Versagensängste und führt zu einem Kontrollbedürfnis, das in vorzeitiger Ejakulation enden kann. Außer einer veränderten Lebensführung, in der Alkohol und Nikotin reduziert und Zucker vermieden werden, kann neben einer Sexualberatung auch hier die Akupressur hilfreich sein. Zudem ist gezieltes Training des männlichen Beckenbodens (siehe S. 118 ff.) sinnvoll.

Übung: Druck auf den Potenzpunkt ausüben

Die Fingerspitzen auf den sogenannten Potenzpunkt, der zwischen dem Skrotum und dem Rektum liegt, legen. Es handelt sich um eine kleine Vertiefung, die sich relativ gut ertasten lässt. Täglich etwa zwei Minuten sanften Druck auf den Punkt ausüben. Nach ein paar Monaten (vielleicht auch früher) wird sich der Unterschied bemerkbar machen.

Wie wir alle wissen, geht der Ejakulation stets eine Beschleunigung des Herzschlags voraus. Daran können wir erkennen, wie wichtig es ist, den Puls beim Geschlechtsverkehr normal zu halten. Da der Herzschlag durch die Atmung kontrolliert wird, ist die erste und beste Übung zur Erlangung der Ejakulationskontrolle eine tiefe, rhythmische Bauchatmung.

BECKENBODENTRAINING

Um die eigenen Grenzen und die unserer Partnerin zu erweitern, ist es die Aufgabe von uns Männern, in die Sexualität »hineinzuentspannen«. Dies ist allerdings nur möglich, wenn unsere Beckenbodenmuskulatur trainiert ist. Diese hilft uns gleichzeitig, Erregung über und durch den ganzen Körper fließen zu lassen. Ein gezieltes Training der Beckenbodenmuskulatur ist allerdings häufig schwierig, weil es sich dabei um für uns unsichtbare, im Körperinneren verborgene Muskeln handelt. Somit geht es zunächst einmal darum, den Beckenboden wahrzunehmen und isoliert anspannen zu können.

In den USA, wo prozentual schon viel mehr Männer Yoga üben, hört man im Radio schon mal ältere Herren darüber kichern, wie glücklich sie ihre Frauen nun wieder machen können. Unter dem Siegel der Verschwiegenheit berichten Yogis auch hierzulande von verblüffenden Erfolgen, etwa bei Erektionsproblemen. Von wegen Frauenhobby …

Die folgenden Übungen tragen dazu bei, die Muskeln des Beckens zu stärken. Täglich zehn Minuten Training reichen. Die Übungen können auch beim Warten auf den Bus, in der Schlange vor der Supermarktkasse oder beim Fernsehen durchgeführt werden. Wichtig ist es, sich auf den Rhythmus von Anspannung und Entspannung zu konzentrieren und immer wieder die Schließmuskeln zusammenzuziehen, die Spannung zu halten und wieder loszulassen.

Für die ersten fünf Übungen brauchst du eine Matte als Unterlage, für die sechste zusätzlich einen weichen Tennisball.

Und nicht vergessen: langsam üben, und so oft wie nötig Entspannungspausen einlegen.

1. Übung:

Flach auf den Rücken legen und beide Beine aufstellen.

Tief einatmen. Dann langsam ausatmen und dabei After, Penis und Harnröhre anspannen. Alle Muskeln zwischen den Beinen fest anspannen und versuchen, den Penis sanft anzuheben.

Wieder tief einatmen und die Anspannung langsam lösen.

2. Übung:

Flach auf den Rücken legen, die Füße sind geschlossen, die Knie weit auseinander.

Tief einatmen. Dann ausatmen und die Pobacken, Oberschenkel und alle Muskeln zwischen den Beinen fest anspannen. Dabei die Knie fest schließen.

Einatmen und langsam die Spannung lösen.

3. Übung:

Auf den Rücken legen und ein Bein aufstellen.

Tief einatmen. Dann langsam ausatmen und dabei das gestreckte Bein in die Hüfte hineinziehen. Ganz fest die Schließmuskeln anspannen!

Wieder tief einatmen und die Anspannung lösen, bevor du die Übung mit dem anderen Bein wiederholst.

4. Übung:

Flach auf den Rücken legen, das linke Bein aufstellen.

Tief einatmen. Dann langsam ausatmen und die Spannung der Schließmuskeln wieder aufbauen. Dabei das rechte Knie strecken und das Bein leicht anheben. Versuche, den linken Fuß nicht zusätzlich zu belasten.

Einatmen und das Bein senken. Danach die Übung mit dem anderen Bein wiederholen.

5. Übung:

Flach auf den Rücken legen und beide Beine aufstellen.

Tief einatmen. Dann langsam ausatmen und wieder alle Muskeln des Beckens anspannen. Nun die rechte Fußspitze heben und das rechte Knie mit den Händen quer in Richtung linke Schulter ziehen.

Einatmen und das Bein in die Ausgangsposition zurückbringen. Danach die Übung mit dem linken Bein wiederholen.

6. Übung:

Einen bequemen Sitz mit gekreuzten Beinen finden.

Einen weichen Tennisball unter den Dammbereich legen und das Gewicht leicht nach vorne verlagern. Dann langsam ausatmen und alle Muskeln zwischen den Beinen kräftig anspannen.

So lange es geht, die Spannung halten. Mitzählen! Die Leistung wird sich von mal zu mal verbessern: Wer bis zehn kommt: sehr gut. Fünfzehn wäre ausgezeichnet.

DIE ZUNGE

Ja, auch die Zunge ist ein Sexualorgan und besitzt Reflexzonen. Alle Akupunkturpunkte können über sie stimuliert werden. Im Yoga wird sie verwendet, um durch Anlegen an den Gaumen die Lebensenergie nach oben zu leiten und zu »versiegeln«.

Die Zunge ist im Alltag jederzeit trainierbar. Eine durchtrainierte Zunge hilft bei der Reinigung des Mundinnenraums und der Zähne. Sie ist der Punkt des ersten Kontaktes unter Liebenden und über sie wird der Energiefluss in Gang gebracht.
Hier eine Übung zur Kräftigung der Zunge.

Zungendrehen
Um die eigene Zunge zu spüren, drehe sie zehnmal im Uhrzeigersinn und zehnmal gegen den Uhrzeigersinn.
Strecke sie dann so weit nach vorne aus wie möglich. Mach dazu den Laut eines brüllenden Löwen.
Dreh dann die Zunge nochmals zehnmal im Uhrzeigersinn und zehnmal gegen den Uhrzeigersinn.

NACHWORT

Überall da, wo es das Gute, das Wahre, das Echte gibt, existiert auch Imitation, Dogma, Indoktrination und Versteinerung. Yoga ist zu einem »großen Feuer« geworden, um das die Motten kreisen. Es wimmelt von Gurus mit geheimen Ritualen, selbst ernannten Lehrern in exotischen Gewändern, Scharlatanen, Besserwissern, Mahnern und Zweiflern, Verführern und Dilettanten, die glauben, Yoga in Schnellkursen und Wochenendseminaren erlernen und weitervermitteln zu können.

»Falschgold existiert nur aus drei Gründen: die Gier der Menschen, ihre Unfähigkeit zu unterscheiden und die Tatsache, dass es echtes Gold tatsächlich gibt.« (Rumi, Sufi-Mystiker)

Ich will mir keineswegs anmaßen, dass der hier beschriebene Yoga das echte Gold ist, aber ich bin der Überzeugung, dass die Übungen dem interessierten Mann ein Werkzeug an die Hand geben, seine Unterscheidungskraft zu stärken. Auch gebe ich nicht vor, den einzigen, den wahren Weg zu kennen. Es gibt ihn nicht. Viele Menschen, viele Wege. Ich will nur versuchen, das, was ich erfahren habe, so simpel und ehrlich, wie es mir möglich ist, zu vermitteln. Hoffentlich reicht das aus, den Yoga von überflüssigem esoterischem Hokuspokus zu entstauben und uns Männer zu unserer Einmaligkeit zurückzuführen. Dafür danke ich meinen Freunden, Gott und meinem Guru.

LITERATUREMPFEHLUNG

Bozic, Gabriela/Broome, Patrick: *Yoga fürs Leben: Mit Original Jivamukti-Übungen. Mut und Stärke gewinnen, Ängste besiegen und sich dem Leben öffnen*, München 2006

Corssen, Jens: *Der Selbst-Entwickler: Das Corssen Seminar*, Wiesbaden 2004

Ellis, Albert: *Training der Gefühle: Wie Sie sich hartnäckig weigern, unglücklich zu sein*, München 2006

Iyengar, B.K.S: *Yoga. Der Weg zu Gesundheit und Harmonie*, München 2008

Wilber, Ken: *Wege zum Selbst: Östliche und westliche Ansätze zu persönlichem Wachstum*, München 1991

DER AUTOR

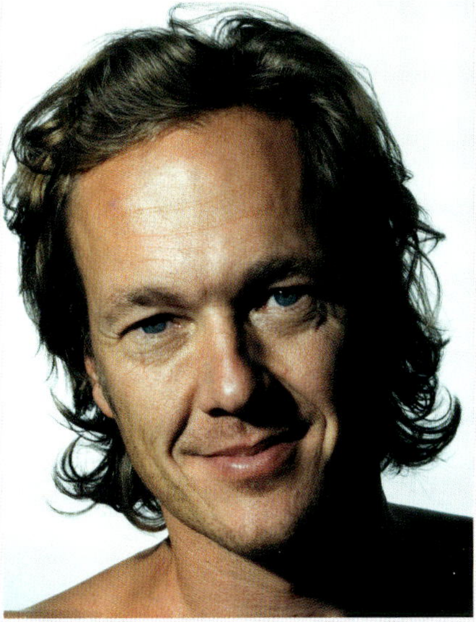

Dr. phil. Patrick Broome, 1968 in Kulmbach geboren, aufgewachsen in Kalifornien und Deutschland, studierte in Aachen Psychologie und promovierte anschließend in München. Er ist seit 1996 Yogalehrer, in New York ließ er sich von Sharon Gannon und David Life ausbilden.

Er führt drei Jivamukti-Yogaschulen in München und eine weitere in Berlin ist in Planung. Er ist Yogalehrer der Deutschen Fußball-Nationalmannschaft und des FC Bayern München. Zurzeit lebt er in München.

www.jivamuktiyoga.de

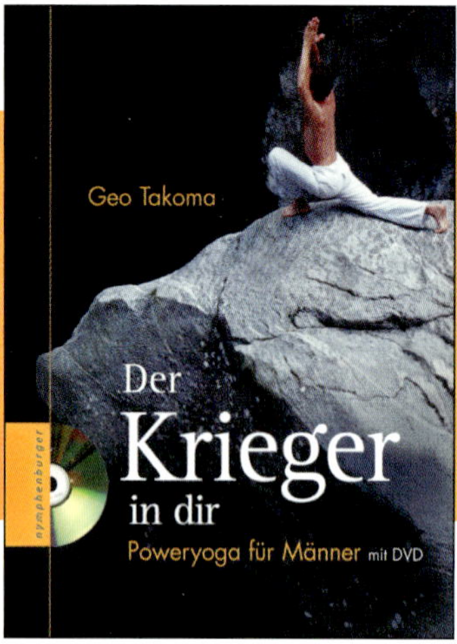

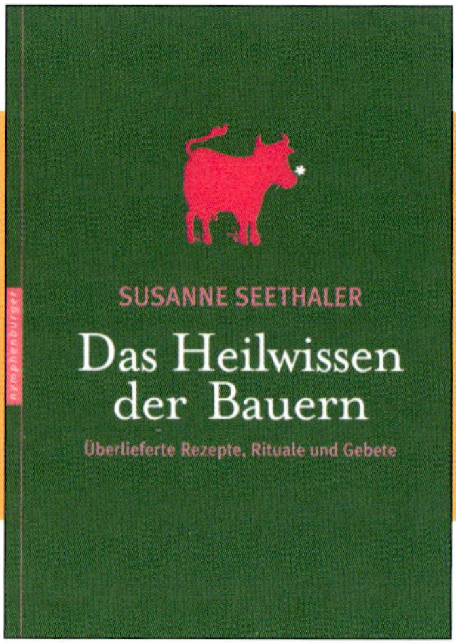

Geo Takoma
Der Krieger in dir

Das Yoga-Programm speziell für Männer basiert auf überlieferten Haltungen der Krieger; es steigert Kraft und Gleichgewicht, verbessert Flexibilität und Ausdauer.

Die Übungen werden mit vielen Fotos ausführlich erläutert und auf der DVD zum Mitüben von Geo Takoma selbst durchgeführt.

128 Seiten, ISBN 978-3-485-01109-9

Susanne Seethaler
Das Heilwissen der Bauern

Selbsttherapie aus der Natur: Susanne Seethaler hat Bäuerinnen und Bauern zu seit Generationen überlieferten Heilmitteln befragt. Sie stellt diese traditionellen und einfach anwendbaren Hausmittel umfassend vor. Zugleich ist ihr Buch auch ein atmosphärisches Porträt über das Verbundensein von Mensch und Natur.

144 Seiten, ISBN 978-3-485-01106-8

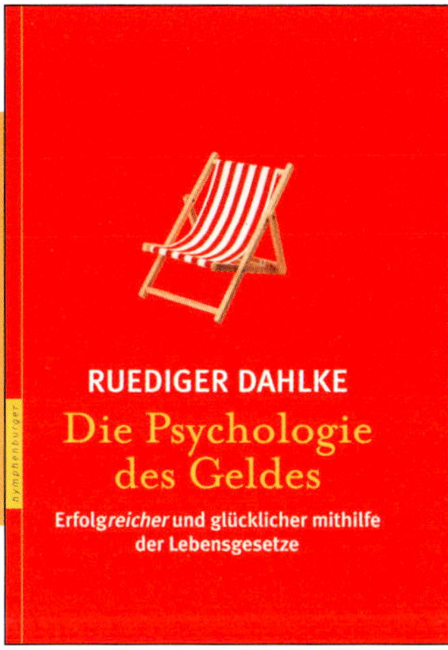

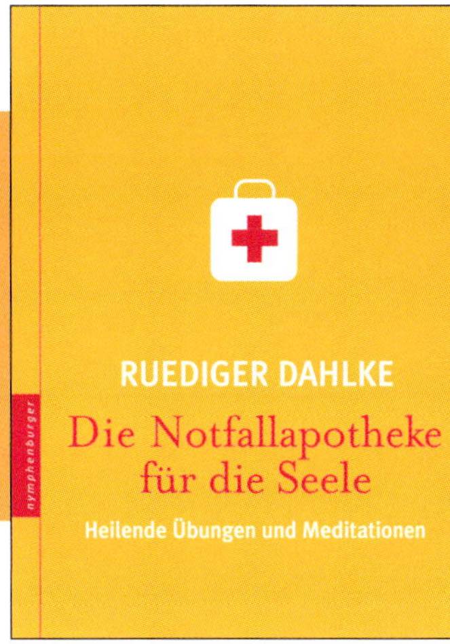

Ruediger Dahlke
Die Psychologie des Geldes

Unser Umgang mit Geld hat immer auch Auswirkungen auf unsere Seele. Ruediger Dahlke führt uns zur eigentlichen Qualität unseres Lebens und zu einem entspannten Verhältnis zum Geld zurück. So wird es möglich, Geld zu besitzen, anstatt von ihm besessen zu sein.

144 Seiten, ISBN 978-3-485-01147-1

Ruediger Dahlke
Die Notfallapotheke für die Seele

Die Botschaften der Seele wollen verstanden werden. Sie sind ein Hilfeschrei, etwas im Leben zu verändern. Ruediger Dahlke zeigt heilende Übungen, Entspannungstechniken und Meditationen, die praktische Hilfe bei den wichtigsten seelischen Beschwerden bieten.

128 Seiten, ISBN 978-3-485-01120-4

nymphenburger